CW01663621

Blod, svett och tårar

EN ILSKEN BOK OM ÖSTROGEN

LENA KATARINA SWANBERG

BOKFÖRLAGET DN

BokförlagetDN
Box 70321
107 23 Stockholm
www.bokforlagetdn.se

Copyright © Lena Katarina Swanberg 2003
Omslag: Ninni Oljemark
Omslagsfoto: Tora Mårtens
Satt hos Ljungbergs sätteri, Köping
med Minion 11/13 och Eurostile
Tryck: WS Bookwell AB, Finland 2003
på 100 g Munken Book
ISBN: 91-7588-4909-9

FÖRORD

Hösten 2002 läser jag en prydligt formulerad annons i min morgontidning. Kvinnohälsan vid Karolinska sjukhuset, Avenykliniken i Göteborg och kvinnokliniken vid Centrallasarettet i Växjö har något nytt och skojigt experiment på gång som rör medelålders kvinnor. Villkoret för att få vara med och pröva något jättespännande, som kan orsaka precis vad som helst hos friska kvinnor i övergångsåldern, är att man slutat menstruera sedan minst sex månader och att man inte fått annan hormonbehandling på ett tag.

Beroende på vilken behandlingsform kvinnan utsatts för tidigare – ja, jag är medveten om mitt ordval – måste uppehållet ha varat i mellan fyra veckor och sex månader:

> Sökes:
> FRISKA KVINNOR 45–65 ÅR
> Vi planerar en studie för att jämföra hur två olika hormonpreparat påverkar livmoderslemhinnan.
> Ersättning utgår.

Just precis den här annonsen får mig att, efter flera års stigande förundran, metodiskt börja sammanställa mitt hopsamlade material till en bok. Boken visar sig bli allt mer ilsken ju längre jag håller på och ju fler kvinnor jag talar med.

Hur vågar man?

Hur vågar man i årtionde efter årtionde fortsätta att experimentera med friska kvinnor i livets mitt? Tycker man att det är värt risken? Har man vant sig vid att om allt går åt helsefyr så är det bara att öppna kvinnokroppen och skära bort?

Ju mer man vet om friska kvinnor, ju mer man skrapar på ett kulturellt betingat ogillande av sådant som gråa hår, tjocka överarmar och rynkiga kinder, desto svårare blir det att försvara en generell östrogenbehandling i klimakteriet.

Låt mig sammanfatta. Efter att i växande omfattning och med synnerligen varierande resultat ha hormonbehandlat friska medelålders kvinnor från 1930 och framåt, har forskarna funnit följande:

- Kvinnor i klimakteriet mår antingen bättre eller sämre än andra kvinnor.
- Rätt många kvinnor i klimakteriet har en tendens att bli lite varma då och då, vilket inte är lika typiskt för kvinnor i andra åldrar. Eller män.
- De flesta kvinnor i klimakteriet är i ungefär samma ålder.

Punkt. Detta är vad man kommit fram till.

Fast det var just detta med åldern. Medelålders kvinnor har en nedärvd förmåga att vara ”fel” och vår västerländska kultur har med tiden blivit extremt ungdomsfixerad samt extremt sexfixerad. I alla extrema tider uppstår någon form av tvång. I vår tid handlar det om tvångsmatning med slät hud och sexuella utspel.

Tidsanda är en betydelsefull faktor i östrogenbehandlingens historia. Förr ansågs östrogen vara bra för husfriden.

Kvinnor med en glad och ivrig och kåt medelålderskropp ansågs onormala och fel. Nymfomaner kallades de, en plåga för sig själva och en pinsamhet för sin omgivning. I vår tid ska östrogenet ge kvinnorna ett sexliv. Nu är det kvinnor med en glad och ivrig och absolut ointresserad medelålderskropp som skamset smyger i hörnen. De dör hellre än erkänner att de aldrig någonsin motionerar sitt underliv till regelbundna sammandragningar, vare sig för njutningens eller för den nyttiga genomblödningens skull.

Men östrogen har inte med sexlust att göra. År 2003 säger Socialstyrelsen, efter att ha sammanställt lite nyare undersökningar, att ”effekten av östrogenbehandling på sexualiteten har visat motsägelsefulla resultat”. Socialstyrelsen skriver även att ”de enda symptom som säkert visat sig ha samband med klimakteriet är värmevallningar, svettningar och torra slemhinnor i slidan, även om det inte finns något direkt samband mellan hormonnivåerna i blodet och förekomst av vasomotoriska symptom”.

Slutsatserna är oändligt typiska. Av de enorma förhoppningarna på östrogenbehandlingens välgörande inverkan bidde det en tumme. Vasomotoriska symptom betyder svettningar och vallningar. Inte ens svettningarna kan alltså med säkerhet knytas till det faktum att kroppen med åren producerar allt mindre östrogen. Och ju mer jag läser om östrogenbehandling, desto mer låter det återkommande problemet med den ”torra slidan” som en dov återklang från tiden före upptäckten av klitoris, före upptäckten av insmorda fingrar och blöt mun. Före rätten att inte ens skylla på huvudvärk utan helt enkelt säga nej.

För vems skull äter egentligen den moderna kvinnan hormoner från tonåren och möjligen därpå hela livet ut? Är det verkligen för sin egen skull hon gör det? Vems problem är den där förment torra slidan?

Placeboeffekten vid behandling av klimakteriebesvär är gång på gång konstaterad. Kvinnor som *tror* att de äter östrogen, redovisar att de mår betydligt bättre. Undra på det. Propagandan för östrogenbehandling har varit mycket intensiv. Placeboeffekten är numera minst lika väl dokumenterad som den avsevärt förhöjda risken för olika sjukdomar vid verklig östrogenbehandling. Bland annat bröstcancer.

Sanningen är som vanligt en komplicerad historia. Det finns menstruerande kvinnor som svettas. Det finns även en hel del män som svettas, så där plötsligt som sker rätt ofta i klimakteriet. Det finns kvinnor i klimakteriet som inte har en enda värmevallning och som inte anar att en klimakteriesvettning kan drabba som en storm. Det finns fertila kvinnor som har problem med torr slida, det finns infertila kvinnor som inte vet hur en sådan känns. Det finns kvinnor som är torra som fnöske med en man och upptäcker att det är på ett helt annat vis med en annan.

Det blir gärna konstigt när människor tillgriper enkla lösningar för att bli kvitt komplicerade problem. Inte minst därför är de avslutande kapitlen i den här boken djupt obehagliga. De handlar om vad som händer när rester av östrogenplåster och, inte minst, p-piller hamnar ute i naturen. Alla dessa läkare som generöst skrivit ut recept på östrogen till kvinnor i alla åldrar – hade de verkligen tänkt sig att de kvinnliga könshormonerna skulle hamna i småpojkar?

Österlen, sommaren 2003
Lena Katarina Swanberg

KAPITEL 1

I vilket jag resonerar kring det luddiga begreppet kvinnlighet. Samt presenterar den amerikanske sextiotalsläkaren Robert A. Wilson, som anser att efter fyllda trettiofem "bryts kvinnligheten ned."

Det är märkligt att klimakteriet fortfarande, snart femtio år efter det att p-pillren landade i badrumsskåpen, betraktas som en tid när kvinnligheten går förlorad. Precis de orden. Kvinnligheten. Förlorad. Jag har läst många böcker och talat med många människor under arbetet med denna bok och inga ord har jag sett eller hört oftare. "Kvinnlighetens död i kvinnan" kallas klimakteriet i Karin Johannissons bok *Den mörka kontinenten.*

Jag finner ordkombinationen besynnerlig. Otidsenlig.

Vare sig kvinnlighet eller manlighet har med ålder att göra, och klimakteriet är onekligen för det mesta knutet till ålder. Myten om att klimakteriet skulle innebära en förlust av en obestämd egenskap vid namn kvinnlighet är ett tecken på hur oerhört lång tid det tar att förändra människors värderingar.

Dock har det betydelse att kombinationen klimakterium och förlust lever kvar. Förlust leder tanken till ersättning, kompensation, återställning av en förlorad balans. Och därifrån är inte steget långt till kartan med östrogentabletter, vars syntetiska substanser ska ersätta något som kroppen nyss hade och nu dessvärre har förlorat. Den som sörjer sin förlorade kvinnlighet när ägglossningarna upphör är i någon mån även kvar i den deprimerande föreställningen att kvinnor som inte föder barn är utan värde.

Det är inte politiskt korrekt att säga eller ens i all stillsamhet tycka sådana saker nuförtiden. Icke desto mindre finns tänkandet kvar, vilket är värt att fundera över i en tid när forskarna gör allt häftigare hormonexperiment för att åstadkomma att allt äldre kvinnor föder med hjälp av yngre kvinnors ägg och okända mäns spermier. Tänkandet gör sig synligt då och då, stundom när man minst anar det. Hösten 2002 skickade Dramaten i Stockholm ut en pressrelease angående *Den första hösten*, Astrid Trotzigs dramatikerdebut på Elverkets lilla scen. Pjäsen, som är en uppgörelse mellan kvinnor i olika åldrar, presenterades med dessa ord:

> "Den handlar om den tredje åldern. Vad man ska göra med sitt liv när man inte längre behövs."

Behövs? Vadå behövs? Vad är det för dunkelt småfascistiska tankegångar som kommer halkande längs tiljorna? Ska vi trots allt bunta ihop käringarna och slå ihjäl dem?

Det är svårt att tänka sig motsvarande presentation av en pjäs om män som fyllt femtio. Män behövs. Manligheten går mycket sällan förlorad. Till min oförställda glädje får jag genast anledning att presentera ett första citat ur den även i Sverige på sin tid storsäljande boken *Som kvinna alltid ung*, skriven 1966 av den amerikanske kvinnoläkaren Robert A. Wilson. Dr Wilson kan beskrivas som östrogenförskrivningens dr Spock. I mitten av 1900-talet hade han mycket stort inflytande vad gäller synen på förskrivning av östrogen till medelålders kvinnor. Dr Wilson ansåg att ju mer hormoner och ju långvarigare behandling kvinnor fick, desto bättre var det. Så här skriver Wilson om skillnaden mellan den medelålders mannen och den medelålders kvinnan:

> "Den normala, naturliga och harmoniska takt med vilken åldrandet fortskrider i relation till livslängden finner vi hos den friske mannen. En man förblir man så länge han lever. Åldern berövar honom inte hans sexuella aptit och inte heller möjligheten att tillfredsställa den. Hela livet igenom förmår han uppskatta en förtjusande flicka eller en vacker kvinna och därjämte behåller han en viss vakenhet och ett aktivt intresse på andra områden som sätter honom i stånd att fungera helt och fullt som en ansvarig, mänsklig varelse.
>
> Det är visserligen sant att hans hormonbestånd förminskas genom åren, men själva könsdriften avtar bara gradvis. Han behöver aldrig ställas inför en plötslig kris. Mannens liv fortlöper i en jämn, obruten bana. Hans personlighet förblir i hans egna ögon oförändrad.
>
> Hur annorlunda är inte kvinnans lott. Även om vår moderna diet, skönhetsmedel och dammode gör att hon ytligt betraktad ser yngre ut än sin man, kommer ändå till sist hennes kropp att förråda henne. Hennes kvinnlighet bryts ned medan hon är i blomman av sina år."

Dr Wilson är inte ovanlig i sin attityd vad beträffar den förkättrade förlusten av den påstådda kvinnligheten. Men han är uppfriskande oförblommerad i sin syn på kvinnor över trettiofem.

Vi tar ytterligare ett citat från Wilson för att få fart på adrenalinet:

> ”Om ni träffar en kvinna på femtio som ser ut som trettio eller en kvinna på sextio som ser ut – och uppträder – som om hon vore fyrtio, är det mycket troligt att hon är en av de gynnade kvinnor som har fått njuta frukterna av den nya medicinska behandlingsteknik som förhindrar menopausbesvär.
>
> De yttre tecknen på denna ungdomlighet som trotsar årens gång är i kombination med fast kontur, slät, mjuk hud i ansiktet och på halsen, fasta muskler och den smidiga, graciösa styrka som utmärker en sund kvinna. Vid fyllda femtio ser dessa kvinnor fortfarande tilldragande ut i shorts eller ärmlösa klänningar.”

Nu får det vara nog med Wilson ett tag. De flesta kvinnor som talar om klimakteriet som en tid av förlust, talar inte om lår och överarmar utan om möjligheten att föda barn. Detta tydliggör än mer hur långsamt värderingar förändras och gör situationen ännu mer bisarr. För om fertiliteten är detsamma som kvinnligheten, varför ses det i så fall inte som en förlust av kvinnlighet att fertila kvinnor äter hormoner år ut och år in för att slippa vara fertila? Hur kvinnligt är det att skjuta upp barnafödandet till fyrtioårsåldern? Vad tycks om kvinnor som väljer bort barn helt och hållet? Eller som inte blir gravida trots att de försöker? Och hur många barn ska en kvinna föda för att anses vara kvinnlig? Räcker det med ett? Är fjorton barn kvinnligast? Räknas aborter? Är många aborter kvinnligare än få eller inga alls? Missfall, hur kvinnliga är sådana tragedier? Är en kvinna som föder söner mer kvinnlig än en kvinna som föder döttrar, eller är det kanske tvärtom?

Så där kan man hålla på i all oändlighet. Varje diskussion om kvinnlighet och manlighet hamnar i en ohanterlig sörja av förväntningar, fördomar, förälskelser, förbannelser, förvillelser, föråldrade traditioner och en massa annat som börjar på för.

Hur manlig är en man som stöttar en kvinna som vill göra abort? Hur manlig är en man som kräver att en kvinna ska göra abort? Hur manligt är det att trä på sig en kondom? Hur manligt är det att bara avla döttrar? Eller att sterilisera sig? Eller att bara avla söner? Är det manligare att vara homosexuell än att inte vara det? Hur manlig är en sextioårig man som varje kväll njuter ohämmat av att smeka sin sjuttioåriga hustru på insidan av låren eftersom han i alla år tyckt att hon är underbarast just där?

Idiotfrågor. Verkliga idiotfrågor, allihop. Samt fullständigt strålande att släppa ut i frihet runt ett matbord där de flesta envisas med att torrprata om vad barnen gör nuförtiden och vad de eventuellt tänker göra sedan. En gång middagsplacerades jag intill en man som jag aldrig förr träffat. Han sa vad han hette och lade sedan till en oväntad fråga. Trodde jag att varje man hade tillgång till en visst kvot samlag under sitt liv? Trodde jag som han, att när den kvoten var slut, så var den, tja, slut?

Det var en upplivande inledning på ett samtal. Frågan huruvida det fanns en kvot även för kvinnor föll sig helt naturlig. Samt hur definierade man ett samlag? Räknades orgasm i samband med onani?

Ingen nämnde klimakteriet. Fattas bara. Klimakteriet är

som prostatabesvär, inte särskilt kul som samtalsämne i ett medelålders bordssällskap. Där är döden skojigare. Döden är absurd. Klimakteriet och de ännu mer tabubelagda prostatabesvären synliggör den ständigt pågående förändringen.

Vår tids trauma är att vi å ena sidan blir itutade att detta är en snabbt föränderlig tid och å andra sidan vägrar erkänna att förändring pågår. Vi räknar oss knappt som del av naturen. Vi drivs numera, som fröken vet, med elektricitet. Man trycker på en knapp så kommer det ut läsk. Man stoppar i sig ett piller och så kommer det inga barn. Man stoppar i sig ett annat piller och så fortsätter månadsblödningarna. När de fysiska förändringarna envisas blir den västerländska människan arg. Rynkor, krämpor och veck på halsen ingår inte i dealen. Hit med nåt som hjälper – silikon, fettsugning, hormoner. Fort ska det gå. Nutidsmänniskor är som narkomaner. *Quick fix people.*

Men naturen har inte bråttom. Klimakteriet är precis som de flesta andra friska förändringar i kvinnokroppen en långsam rörelse, en gradvis och försiktig förändring av hormonbalansen som – precis som puberteten – tar mellan fem och tio år. Kanske femton till och med, det är inte så noga. Var och en räknar på sitt vis och ingen kvinna är den andra riktigt lik.

Därför är det en märklig 1900-talsutopi att alla kvinnor, från tonåren och framåt, bör tillföras hormoner.

Den moderna kvinnan förväntas göra sitt bästa för att inte få barn under den period i livet när hon är som mest fruktsam och hennes kropp som mest lämpad att föda. Detta sker enklast genom att hon äter mycket potenta syntetiska könshormoner. Tvingas hon trots allt göra abort, vilket ungefär 30 000 kvinnor gör varje år enbart i Sverige, sker det allt oftare genom tillförsel av en kraftig dos hormoner.

Allt oftare händer det även att kvinnor som vill ha barn har svårt att bli gravida. Ett problem som lämpligen åtgärdas med hjälp av hormoner, antingen till kvinnan som ska bli gravid eller till både henne och den kvinna som ska låna ut några av sina inkapslade ägg.

Med tiden tar kvinnans ägg slut. Ägganlagen är från början någon miljon eller så. Tre- eller fyrahundra av dem hinner utvecklas till ägg. Ungefär i femtioårsåldern är alla ägganlag försvunna, oavsett om de omvandlats till bebisar, spolats ut under menstruationen eller upplösts på osynlig cellnivå. Då, om inte förr, ska kvinnan förskrivas hormoner.

Jag vill ställa en fråga.

Hur kan man tycka att detta är rätt och rimligt?

ELIN, 48

När Elin var 48 år flyttade hennes två barn utomlands för att studera. Dottern skulle vara borta i ett år – vilket senare förlängdes med ett par år till – och sonen närde en dröm om att aldrig mer bo i Sverige. Elin kände det som om hon förlorat barnen, trots att de höll tät kontakt per telefon.

Ungefär samtidigt blev Elins mamma svårt sjuk och hennes man fick ett nytt jobb som innebar att han var borta i veckorna. Elin blev plötsligt ensammare än hon varit van vid.

Elin hade sitt eget arbete att tänka på och hade inte tid att fundera över hur allt det här kändes. Men hon började känna av smärtor i bröstet, en kramp som strålade ut i vänster arm. Det gjorde så ont att hon satt blick stilla i väntan på att plågan skulle släppa. Via företagshälsovården fick hon göra en fullständig hälsokontroll och befanns frisk. Läkaren såg på Elins födelseår och föreslog östrogen.

"Men jag har fortfarande regelbunden mens", sa Elin.

"Gå till en gynekolog", sa läkaren.

Gynekologen skrev ut ett halvårs förbrukning av ett kombinationspreparat av östrogen och prostagen.

"Men jag har fortfarande regelbundna menstruationer", sa Elin.

Östrogenbrist kan man ha ändå, sa gynekologen.

"Hur vågar du ge mig mer östrogen utan att veta hur mycket östrogen som redan finns i mig? Är det dessutom inte farligt med östrogen när jag har ont i hjärtat?" undrade Elin.

"Pröva", sa gynekologen, "passar inte det här preparatet så finns det andra. Chansen finns att du mår bättre med lite östrogen i kroppen. Dessutom får du extra skydd för hjärtat, om det skulle vara något, trots allt."

Elin lydde. Hjärtat oroade henne, men hon ville mycket gärna må bättre. Efter ett halvt år slutade hon i en obestämd känsla av att kroppen kändes "fel". Dessutom hade hon gått upp i vikt:

"Jag har alltid samlat på mig vatten inför mens, när jag åt östrogen blev det värre."

Fyra år senare har livet lugnat ner sig. Elin har börjat få svettningar om nätterna och sedan ett par år är hennes menstruation nyckfull och oregelbunden.

"Jag fick östrogen i ett läge då jag hade mått bra av att någon sagt till mig att åka och hälsa på mina barn", säger Elin.

"Själv var jag för nere för att ens komma på idén. Så nu, när östrogen säkert skulle kunna ta bort svettningarna, vill jag inte ha det. Jag vet att jag har benägenhet att få ont i hjärtat, och det gynekologen sa om att östrogen skyddar hjärtat visade sig vara lögn. Jag tar svetten med mig och åker och hälsar på barnen."

KAPITEL 2

I vilket jag ifrågasätter det rimliga i att hormonbehandla friska kvinnor så som skett under större delen av 1900-talet. När slutar fördelarna att väga upp de alltmer uppenbara nackdelarna?

Det är friskt och normalt att först börja menstruera och så småningom sluta menstruera. Dessemellan är det friskt och normalt att antingen föda barn eller att inte göra det. Det normala är att friska kvinnor klarar sina menstruationer utan större problem. Det normala är att hormonomställningen under klimakteriet, liksom hormonomställningen under puberteten, visserligen kan medföra en del besvär men i princip pågår utan större dramatik.

Det finns lidande kvinnor som behöver läkarhjälp, både menstruerande och icke menstruerande, både födande och icke födande. Även detta är normalt. I vår tid anses det även normalt att elitidrottande eller på andra sätt överstressade unga kvinnor anstränger sina kroppar så till den milda grad att de slutar menstruera. Det är märkligt att kroppens egen skyddsmetod i en onaturlig situation kan börja te sig normal, men så är det.

Det typiska för vår tid är att det onormala har blivit normalt.

Hur kan det anses normalt att friska kvinnor tillförs könshormoner i okontrollerade mängder under ungefär femtio år av sitt liv? Hur kom vi dithän? Hur kunde det börja te sig naturligt för kvinnor i medelåldern att dag efter dag peta i sig syntetiskt framställda östrogener eller könshormoner framställda ur urin från ston, i hopp om att slippa bli svettiga eller rynkiga? Även i män ändras hormonbalansen över tiden. Även män får veck på halsen och deras näsor har en tendens att bli större med åren. Men inte en människa kommer på tanken att mata män med hormoner från hingstar för att de ska undgå att se ut att vara exakt så gamla som de är. Det händer att tillgången till östrogen lanseras som ett rättvisekrav. Varför ska äldre kvinnor behöva stå ut med mindre östrogen i kroppen om äldre män inte exakt samtidigt har exakt samma minskning av det manliga könshormonet testosteron?

Fast vad tillgången på könshormoner beträffar handlar det just nu mest av allt om barnen, allra mest om dem som inte är födda än. Det är sanslöst obehagligt att tänka på vilka enorma mängder syntetiskt kvinnligt könshormon som spolats ut genom avloppsrören sedan 1950-talet. Östrogenöverskottet i naturen är ett konstaterat faktum. Efter årtionden av gissningar och bekymrade iakttagelser vet även de mest skeptiska forskarna nu bestämt att överskottet på östrogen i naturen får konsekvenser i form av skador på fiskar, fåglar och inte minst på däggdjur. Inklusive människor.

Under 2003 inleds ett fyraårigt forskningsprojekt inom EU som handlar om hormonstörningar på människor, fiskar och laboratoriedjur. Att hormonstörningarna finns vet man. Såväl dubbelkönighet som felaktigheter på könsorgan är konstaterade lite varstans på jorden. Härnäst gäller det för tio samarbetande medlemsländer att ta reda på när hormonskadorna uppstår. Vid vilka koncentrationer? Efter hur lång tid? Hos vilka arter? Hos vilka människor? Hur påverkas nästa generation om föräldrarna utsatts för onormal östrogenpåverkan under sin egen fosterutveckling?

Skrämmande frågor. Ofattbara framtidsperspektiv. Det är mycket sällan de tas upp i böcker om klimakteriet. Där pågår fortfarande en diskussion om svaga östrogener och starka, naturliga östrogener och onaturliga samt en med tiden alltmer vagt hållen attityd till vådan eller nyttan av behandling med östrogen.

Det moderna sättet att förhålla sig till östrogenbehandling är att inte förhålla sig alls. Kvinnan ska *själv* bestämma huruvida hon vill äta östrogen eller ej, *själv* göra en bedömning av fördelar och nackdelar. Detta är mycket begärt efter femtio års intensiv propaganda för östrogenbehandling av så gott som alla vuxna kvinnor, gärna med början redan innan de hunnit in i klimakteriet och gärna livet ut.

Propagandan har varit intensiv. Östrogentillförsel i medelåldern kom att te sig lika självklar som tandkräm på tandborsten. Eller som professorn, gynekologen och östrogenförespråkaren Mirjam Furuhjelm skrev i sin bok *Klimakterieproblem*, 1975:

> ”Man tycker det är synd att kvinnan ej vill ta emot en behandling som kan göra henne mer arbetsför, gladare och dessutom vackrare.”

Så har det hetat. Östrogenbehandlingen har lovsjungits i de flesta tonarter fram till sommaren 2002, då amerikanska National Institute of Health, motsvarigheten till Socialstyrelsen i Sverige, i förtid avbröt ett gigantiskt humanexperiment som involverade närmare 17 000 friska, medelålders kvinnor. Hälften hade fått sockerpiller och hälften hade fått östrogen och gulkroppshormon i kombination. Efter fem år visade det sig att kvinnorna som hormonbehandlats utsattes för betydligt ökad risk för skador på hjärta och kärl. Det ansågs inte etiskt försvarbart att fortsätta experimentet. Jag återkommer till detta senare i boken.

I decennier dessförinnan hade det hetat att östrogenbehandlingen *skyddade* kvinnor från hjärt- och kärlsjukdomar. Påståendet upprepades så ofta att det i många böcker om klimakteriet framställts som sanning. Denna förmodat välgörande inverkan på hjärta och kärl skulle slutgiltigt bevisas när det stora amerikanska forskningsprojektet sattes igång. I själva verket, visade det sig, orsakade östrogenet mer skada än nytta. Även på hjärta, lungor och blodkärl.

Kvinnor som är födda på 1900-talet är att likna vid försöksdjur. Man har först testat på ett sätt, upptäckt biverkningar och därpå testat på annat sätt. Ord som ”lovande” har klistrats på preparat efter preparat som förkastats allt eftersom forskningen krupit några myrsteg till. Framåt eller bakåt. På femtiotalet, när hormoner först började tillverkas i stor skala, sades inte ett ord om biverkningar, inte av p-piller och inte av östrogenbehandling heller. Carl Djerassi, amerikanen som uppfann p-pillret 1951, var den förste som på allvar lyckades skilja sexualiteten från reproduktionen, vilket han hyllats för ett antal gånger. Men i en intervju 2001 sa Djerassi:

> ”P-pillret hade inte kommit i praktiskt bruk om det uppfunnits femton år senare.”

Skälet var att attityden till nya ”ofarliga” läkemedel för fertila kvinnor kom att ändras i neurosedynkatastrofens skugga. Regelverket hårdnade betydligt. Vid det laget var dock Djerassis p-piller etablerade på marknaden och de stora, dyra rättsprocesserna kring deras biverkningar dröjde till sjuttiotalet. Detsamma gäller för östrogenbehandling av kvinnor i klimakteriet. Både p-piller och östrogenbehandling blev föremål för kritik från läkare som tidigt insåg att det fanns risker för deras patienter. Det tog tid innan de negativa verkningarna ställdes samman till en mer heltäckande bild. Både p-piller och östrogen hann få sina anhängare innan det slogs fast att om läkemedel ska ges till friska människor får det inte finnas någon risk alls.

Vad gäller p-piller hette det redan från början att fördelarna övervägde nackdelarna. Så säger man fortfarande. Trots att vi vid det här laget är rätt många som av egen erfarenhet vet att läkarna talar mot bättre vetande. Trots att listan över dem som absolut inte bör äta p-piller blir allt längre. Vad gäller östrogenbehandling av kvinnor i medelåldern har tongångarna i dr Robert A. Wilsons efterföljd snarast närmat sig poesi:

> ”Varje kvinna av idag kan, om hon själv vill, förbli kvinnlig i hela sitt liv. Hon behöver inte längre plåga sig med att grubbla över den ödets ironi som ligger i att kvinnor åldras fortare än män.”

Med åren har biverkningarna även vad gäller östrogenbehandling radat upp sig på det mest förfärligt trista vis. Östrogenbehandling kan medföra ökad risk för bröstcancer plus allehanda blodproppar, inklusive hjärtattack och stroke. Den friska medelålders kvinnan kan få betala ett högt pris.

För att slippa bli svettig och varm, särskilt om nätterna.

TILDE, 60

Samma år som Tilde skulle fylla femtio sa hennes gynekolog, vid den årliga rutinundersökningen, att Tildes vardag skulle bli lättare om hon lät operera bort livmoder och äggstockar. Tilde hade i flera år fått höra att hon hade myom, en sorts godartade tumörer i livmodern. Detta var inget oroväckande. Myomen skulle gå bort i takt med att östrogenproduktionen sjönk.

"Jag hade en känsla av att myomen tyngde. Inte vet jag om det verkligen var så, men jag tyckte inte om att det fanns något därinne som inte skulle vara där. Så jag tackade ja till att opereras. Jag tyckte att det skulle vara skönt att slippa både livmoder och äggstockar."

Tilde hade inte känt av några klimakteriesymptom före operationen. Efter operationen sattes hon omedelbart på östrogenbehandling och fortsatte sedan att äta sina östrogenpiller år ut och år in.

"Jag mådde jättebra. Jag hade mått jättebra dessförinnan också. Östrogenet gjorde ingen skillnad."

Sommaren 2002 stod det mycket i tidningarna om östrogenets biverkningar. Tilde räknade efter och kom fram till att hon ätit östrogen i tio år.

"Först tänkte jag ringa min gynekolog. Sedan bestämde jag mig helt enkelt för att sluta med östrogenpillren, och det gjorde jag. Från en dag till en annan. Det märktes ingen skillnad då heller. Jag mår lika bra som när jag åt östrogen varenda dag. Det jag inte vet är hur jag hade mått utan östrogenet. Eller för den delen hur jag hade mått om jag haft livmoder och äggstockar i behåll."

KAPITEL 3

Nu handlar det om tidsanda. Hur "nyttig" måste en västerländsk människa vara för att accepteras? Hur "nyttig" är en medelålders kvinna? Varför är det ständigt så angeläget att korrigera den friska kvinnokroppen?

Nyttoaspekten ligger djupt inlemmad i den västerländska kulturen. Det är knappt den syns, så van är man vid att det är rätt att tänka praktiskt. Grunden man själv står på är sällan uppenbar. Det är betydligt lättare att se distanserat på särarterna i en främmande kultur.

Men i den modernistiska idévärlden – 1900-talets uppbrott från jordbrukarsamhällets årstidsanpassade vardag, där prästen var en auktoritet, gränsen mellan kvinnosysslor och mansgöra hölls tydlig och skomakaren förblev vid sin läst – ingår en påtaglig nyttoaspekt. Modernismen har en solid tro på människans förmåga att tänka rationellt. Känslor är som pyntade trädgårdar eller stoppade soffor. Arbetskrävande och onödiga. Folk som tvekar inför utvecklingen förstår inte sitt bästa. De ska uppfostras.

I det moderna samhället ska sådant som är onödigt tas bort. Sådant som är rationellt, funktionellt samt lätt att hålla rent ska fram. Sådant som gått lite snett ska korrigeras, ju snabbare desto bättre. Forskning går alltid framåt. Nytt är i princip bättre än gammalt.

Börjar man tänka efter gör sig nyttoaspekten vardagssynlig i Sverige mest hela tiden. När gamla människor inte anses få den hjälp de behöver, dyker nyttan upp. Det heter sällan att de gamla ska ha hjälp helt enkelt därför att de behöver hjälp. Gamla ska ha hjälp därför att de arbetat och slitit i ett helt liv. De är visserligen inte nyttiga längre, men onekligen har de varit nyttiga en gång i tiden.

Samma nyttoargumentation kommer igen när det handlar om barn. I framtiden kommer de att vara till nytta. Alltså ska man satsa på dem, trots att det i ärlighetens namn inte är särskilt mycket nytta med dem när de är små. Det ter sig praktiskt att samla de än så länge onyttiga barnen i större grupper så att föräldrarna kan syssla med mer lönsam produktion än barnuppfostran om dagarna. Det är mest rationellt på det viset.

I grunden ligger den obehagliga samt utomordentligt nyttopräglade tanken att den som icke arbetar, icke heller ska äta. I förlängningen lurar idén om att man inte bara ska förtjäna sitt bröd, man ska förtjäna sin rätt att finnas till. Människovärdet knyts till produktionsförmågan.

Med den utgångspunkten är det inte svårt att förstå varför så kallade övertaliga människor känner sig onödiga, varför friställda människor inte vet vad de ska göra med sin tid, varför arbetslösa känner sig värdelösa, varför människor som närmar sig pensionen fruktar att livet håller på att förlora sin mening. Det är inte ens svårt att förstå varför människor i andra änden av skalan hellre arbetar ihjäl sig än lägger sig ner och vilar.

I förlängningen av den modernistiska tanken väcker det ständig förvåning att inte fler människor skriver på papper där de donerar sina egna eller sina barns organ i den händelse de själva eller barnen dör. Varför envisas människor med att ha en massa trassligt motstridiga känslor? Varför tänker de inte rationellt?

För en modern 1900-talsmänniska framstår det som rimligt att tänka sig en rationellt genomförd dödshjälp. Om meningen med livet är arbete mot månadslön, är det givetvis mest rationellt att ta bort dem som inte är till någon nytta. Vem behöver skruttiga eller dementa människor? Vad är det för nytta med dem?

Det är lika rationellt att hjälpa sådana grånissar och gumtussar att försvinna som det är att avdramatisera aborter så till den grad att kvinnor numera blir förvånade över att det ryms såväl stormiga som komplicerade känslor även kring en avsiktligt och tidigt avslutad graviditet.

Där den manliga sexualiteten alltid ansetts vara känslig för störningar, har den kvinnliga alltid betraktats som mer robust. Från sent 1800-tal och framåt har den kvinnliga sexualiteten faktiskt bedömts tåla nästan hur många knivar och kemikalier som helst. Att ta bort livmodern ansågs vid förra sekelskiftet råda bot på de flesta sjukdomssymptom hos kvinnor, även psykiatriska. Under steriliseringsvågen i Sverige på 1930-talet opererades över 60 000 personer. Nittiotre procent av de opererade var kvinnor. Skärandet är på intet vis över i vår tid. Var tredje amerikansk kvinna över fyrtiofem år genomgår numera hysterektomi, det vill säga livmoder och äggstockar avlägsnas genom operation.

Varför? Det är rationellt. Varför ska en frisk och modern kvinna bära runt på onödiga kroppsdelar som bara blöder och har sig? När barnen är färdigfödda och det finns syntetiskt östrogen?

Även i Sverige finns varma förespråkare för hysterektomi.

Intresset bland symptomfria kvinnor har dock varit svalare än i USA. Drygt 10 procent av svenska kvinnor i medelåldern genomgår en sådan operation. Vi har annat skärande i stället, inte alls bara sådant som handlar om att göra näsor nättare eller hud slätare. Kosmetiska operationer av bröst och underliv blir allt vanligare. Kvinnor låter även operera bort sina friska bröst av rädsla för att få bröstcancer.

Det är något skumt här. Det är ett evinnerligt kladdande och rivande och skärande i de kvinnliga könsdelarna. Samtidigt som kvinnors hjärtinfarkter i årtionden ignorerats till förmån för mäns, har intresset för att skära i bröst, livmödrar och äggstockar de senaste århundradena varit sjukligt stort.

Ingen opererar bort friska tarmar därför att det finns tjocktarmscancer i släkten. Ingen låter knyta ihop magsäcken därför att moster blev väldigt tjock. Ingen amputerar benen därför att man ändå inte är intresserad av att ta promenader längre. Det är en form av könsstympning som pågår när kvinnor fråntas bröst, livmoder och äggstockar med hänvisning till att de ”ändå inte behövs” och ”ändå bara riskerar att få cancer”. Förmodas kvinnor, som tillskrivits penisavund under hela 1900-talet, bli lyckligare om de slipper vidkännas sina ordinarie könsdelar helt och hållet?

Det handlar inte om mäns våld mot kvinnor. Det handlar lika gärna om kvinnors våld mot sig själva. Kvinnors förmåga till galenskap är inte mindre än mäns, möjligen tar den sig annorlunda uttryck eftersom den helst vänder kniven mot sig själv.

Jag tänker nu på psykoanalytikern Marie Bonaparte, hon som trodde så lidelsefullt på Freuds teorier om frigiditet att hon rådde sina patienter att stympa sig och själv genomgick en plågsam operation. En frigid kvinna, enligt Freuds definition, var en kvinna som inte fick orgasm vid införande av penis i slidan. En kvinna som är frigid är inte mycket att ha, det hörs. Frigid betyder ordagrant kylig, kall. En riktig kvinna håller hårt på de tre v:na, våt, villig och varm.

Marie Bonaparte lyckades inte uppnå orgasm på det sätt som Freud ansåg vara normalt. Hon gick resolut till en kirurg som med knivens hjälp flyttade klitoris närmare slidmynningen. Eftersom hon inte fick slidorgasm, måste det vara fel på henne själv. Absolut inte på Siegmund Freuds teorier. Absolut inte på mannen i vars sällskap hon försökte få den där orgasmen. Felet måste ligga hos hennes egen kropp, och felet måste korrigeras. Just den attityden till kvinnokroppens bristfällighet har kvinnorna släpat med sig genom hela 1900-talet. Jag vill hävda att den bäddat för behandling med östrogen.

Därför är det sorgligt att den yngre kvinnogenerationen intar ett, så att säga, ”modernt” förhållningssätt till den egna kroppen. Intresset för kejsarsnitt – var fjärde förlossning i storstadsområdena numera – antyder att tilltron till läkarens kniv med tiden växt sig större än respekten för naturens långsammare sätt att sköta barnafödandet via muskler som styrs av kroppens egna hormoner. Planerade kejsarsnitt är rationellt skötta förlossningar, inget hafs och slafs med inväntande av kvinnokroppens egen födslorytm. Blir svenska kvinnor alltmer amerikanska i sin inställning till skärande i kvinnokroppen? Kejsarsnitten ansågs jättenormala redan på sjuttiotalet i USA. Plastikoperationer var till för ett par decennier sedan ovanliga i Sverige. Håller operationstrenden i sig, är det väl möjligt att även hysterektomierna blir vanligare i Sverige i framtiden. Myndigheterna är inne på den tanken. I Socialstyrelsens *Hälso- och Sjukvårdsrapport* för år 2001 står det:

> ”Bruket av östrogen i samband med övergångsåldern kommer att påverka indikationer och operationsfrekvens i framtiden, då blödningsrubbning under behandling är vanligt. Östrogenbehandling förenklas också om livmodern tagits bort.”

Varför föda vaginalt om man slipper? Varför ha en livmoder om den inte behövs, särskilt om den försvårar behandling med östrogen?

Och så tar vi den där evinnerliga frågan, den som aldrig kommer att få ett vettigt svar:

– Ska inte kvinnan få bestämma själv? Va?

Jodå. Föralldel. Visst, visst.

Raskt vidare. 1900-talets människa skulle bli en helt *annan* sorts människa än den gamla vanliga strulputten, var det tänkt. Den moderna människan skulle kunna kontrolleras nästan lika bra som en maskin och därmed vid behov även antingen korrigeras på ett rationellt vis eller – visade det sig dessvärre under andra världskriget – på ett lika rationellt vis tas bort.

Problemet med att skapa ”nya människor” är, och har jämt varit, att befintliga människor släpar runt på en massa gammalt. Det föreligger en inneboende tröghet i det mänskliga beteendet, särskilt vad gäller något så grundläggande som manligt och kvinnligt. I det fallet är vår tid inget undantag.

ELISABETH, 53

Elisabeth blev överraskande gravid när hon var fyrtioåtta år. Hon hade just inlett ett förhållande med en man efter att ha levt ensam med sina barn i många år, och hon blev glad. Mannen hade inga barn sedan tidigare. Han blev ännu gladare. Problemet var att Elisabeth några månader tidigare inlett en östrogenbehandling mot vad läkaren antog var klimakteriebesvär.

Elisabeth hade sökt läkare därför att hon "kände sig så konstig i huvudet". Hon hade börjat få svettningar och gick upp i vikt, trots att hon levde som hon alltid gjort. Hon kunde få rusningar i hjärtat och ibland greps hon av oförklarlig panik:

"Jag är en känslomänniska, men jag kände inte igen mig själv. När läkaren sa att det var klimakteriet, kände jag lättnad. Det fanns en förklaring till varför jag var så konstig."

Graviditeten slutade i missfall. Läkaren som undersökte Elisabeth trodde inte att det hade med östrogenbehandlingen att göra utan sa att det väl snarare var hennes höga ålder. Han rådde Elisabeth att fortsätta med östrogenet, vilket hon gjorde.

"Jag blev allt sämre. Ögonen rann och var röda, jag svullnade i kroppen, håret blev tunt. Jag ömsom frös, ömsom svettades. Till slut sökte jag en annan läkare. Hon blev förfärad när hon hörde att jag åt östrogen. Det var absolut inte klimakteriet, sa hon, mina symptom var typiska för en underproduktion hos sköldkörteln."

Så östrogenet bort, sköldkörtelhormon in.

"Det var som att sakta, sakta återkomma till livet. Jag kan känna mig dum som inte själv förstod att det kunde vara sköldkörteln, eftersom jag har en systerdotter som utvecklade samma sjukdom i de tidiga tonåren. Henne ville de ge p-piller sedan hon fått sitt första barn, väl tidigt, men då ringde jag till min syster och sa ifrån på skarpen. Då är det bättre, sa jag, att karln hennes tar på sig en kondom."

KAPITEL 4

I vilket jag beskriver hur argumenten för östrogenbehandling varierat under årens lopp. Först var det kvinnors ungdom som skulle bevaras, sedan var det hälsan. Dock kommer få på tanken att hormonbehandla medelålders män.

Så här beskriver den amerikanske kvinnoläkaren Robert A. Wilson en man som lämnat ungdomen bakom sig:

> ”En åldrande man som i stort sett har hälsan i behåll och sköter sig väl kan i gynnsammaste fall ha tappat lite hår, men han är fortfarande rak i ryggen och har god hållning. Det finns inget apatiskt hos honom. Hans ögon kan spruta eld, uttrycka förakt och hat, eller uppskattning av skönhet. Hans ansikte är kanske fårat men det är inte rynkigt. Om en man i den åldern fortfarande har så många intressen kvar i livet att han kan hålla den själsliga vitaliteten uppe, kommer inte hans kropp att svika honom. Han kan fortfarande simma, fiska, spela golf eller gå långpromenader och han håller fortfarande sinnet öppet för nya kunskaper och idéer.”

Till skillnad från den åldrande kvinnan alltså.

Jag upprepar: Wilson är bara ovanligt tydlig. Uppfattningen om klimakteriet som en tid av fysiskt sönderfall och själsligt sammanbrott är snyggt parkerad även i de nyaste och allra som muntraste böckerna om hur otroligt kul det är att gå in i vad fransmännen antingen kallar ”den tredje åldern” eller ännu artigare betecknar som ”åldern som inte har någon ålder alls”.

I boken *Den mogna kvinnans identitetsutveckling och klimakteriet*, skriven av Märta Cullberg-Weston, utgiven av Folkhälsoinstitutet 1996, står det så här:

> ”Medelåldern är en tid för kvinnor att njuta, skörda frukterna av det man sått, slappna av och/eller satsa på nytt. När man möter de existentiella utmaningarna och dödens oundviklighet rakt framifrån blir det mindre skrämmande.”

Det hörs direkt att härnäst har kvinnan bara den högst eventuella reinkarnationen att se fram emot. Visserligen lever västerländska kvinnor i genomsnitt ungefär trettio år efter fyllda femtio. Visserligen är det fortfarande så att kvinnor över hela världen lever längre än män, inte minst i Sverige. Detta är helt utan betydelse. Äggstockarna är i vilket fall som helst atrofierade.

Det ordet är populärt i mer medicinskt hållna texter om klimakteriet. Atrofieras betyder tillbakabildas, torka bort, övergå till fossil.

Mäns könsorgan atrofieras inte i en enda bok som jag har studerat. Vore det så skulle det inte spela så stor roll. Läser man Wilsons text ovan, förstår man att en karl är så mycket mer än sina könsorgan.

Jag håller med. Wilson har rätt. En man är betydligt mer än

sin penis och sina testiklar och rimligen är det inte heller dem han använder när han låter ögonen spruta eld eller för den delen spelar golf.

Det är skillnad med kvinnor. En kvinna definieras i varje livsfas utifrån sina könsorgan, trots att inte heller hon spelar golf med just dem. Det sitter hårt fast i vår kultur att en riktig kvinna är en kvinna som kan föda barn, oavsett om hon gör det eller ej. Majoriteten västerländska kvinnor har under andra hälften av 1900-talet onekligen varit med om ingen, en eller högst två förlossningar.

Så hur nyttig är en kvinna vars äggstockar håller på att atrofieras? Behövs hon?

Nu är jag återigen framme vid hur nyttoaspekten i vår kultur gör sig synlig först när man blir uppmärksam på den. En katalog från klädföretaget Gant damp ner i brevlådan. Gant vill göra åldersbefriade kläder för män som har gott om pengar, vilket tydliggörs två gånger om året i image-skapande kataloger. I den här katalogen hade man samlat en massa Gant-människor till något som liknade en familjebild. Patriarken i centrum av sin tillgivna klan. Runt en stilig, avspänd man i sextioårsåldern fanns pojkar i puberteten, unga män och män i yngre medelåldern. Där fanns gott om tonårsflickor och unga kvinnor. Inte en enda kvinna över trettiofem.

Jag visade bilden för min man, som gillar sina Gantkläder. Var det något med den där bilden som tedde sig konstigt i hans ögon?

Det var det inte.

Det var jag, inte han, som saknade någon att identifiera sig med i reklambilden. Betyder detta att jag är onödig? Är det mest rationellt att jag avskaffas?

Äsch. Så kan man ju inte resonera.

Det kan man visst. Får man inte vara med är det antingen fel på en själv eller på omvärlden. Förbluffande många kvinnor kommer i nådens år 2003 fram till att det måste vara något fel på dem själva. Alltså låter de sig korrigeras. Kvinnor låter sig *jämt* korrigeras. Det brukar heta att de gör det för sin egen skull vilket är sorgligast av allt.

Under andra halvan av 1900-talet ter sig östrogenbehandling av medelålders kvinnor alltmer önskvärd, dels av omtanke om de stackars kvinnorna själva, dels för omgivningens skull. I boken *Klimakterieproblem*, från 1975, skriver gynekologen Mirjam Furuhjelm:

> ”Menopausen betyder en förlust för många kvinnor av mycket som varit värdefullt, utseende, dragningskraft, osv. De tror att varje år av tillvaron nu gör henne fulare, rynkigare, gråare och allt mindre tilldragande. I annonser i tunnelbanan och så fort hon öppnar en tidning ser hon en rad av vackra kvinnor, vita tänder som lyser i ett leende, fullmogna bröst som höjer sig, vattendroppar som glänser mot en spänd, elastisk, glänsande, solbränd hud. Hon kan aldrig mer se sådan ut.”

Huvvaligen. En kvinna ska givetvis inte gå omkring och se ful ut i största allmänhet. Fattas bara. Lösningen heter livslång östrogenbehandling. Den som avstår får skylla sig själv. Mirjam Furuhjelm igen:

> ”Som läkare kan man naturligtvis inte pracka på hormon på sina patienter. Man kan bara tänka ’stackars dig’ när man ser hennes tunna hår, hennes rynkiga hy, hennes neddragna mungipor och krokiga rygg.”

Robert A. Wilson uttrycker samma tänkande så här:

> ”När vi beundrar en ung kvinnas smidighet är det tragiskt att tänka sig att en kvinna alltför snart kan förlora sin förtrollande grace för att hon inte kan upprätthålla sin östrogenbalans.”

Förutom att de medelålders kvinnorna blir beklagligt fula, blir de otrevliga. Så här behagligt, säger Wilson, blir livet däremot när kvinnorna behandlas med hormoner:

> ”Inom familjelivet gör östrogenet kvinnorna anpassningsbara, de har ett jämnt lynne och är i regel lätta att leva tillsammans med. Hur mycket östrogen en kvinna har i sin organism är således av vikt, även bortsett från hennes eget välbefinnande. Det bidrar också till att göra hennes egen familj nöjd och glad och gör det lättare för alla i hennes omgivning.”

Rekommendationen av östrogenbehandling till alla medelålders kvinnor, både för kvinnans skull och för omvärldens, speglar en generell attityd i 1900-talets tidsanda. Naturvetenskapen har gått framåt. Männen är oföränderligt bra som de är, medan det nya med kvinnorna är att de äntligen kan korrigeras. Bör korrigeras!

Under 1900-talet blev det omodernt att låta naturen ha sin gilla gång i kvinnokroppen. Vem har inte sett en instruktiv teckning i någon tidning, som med hjälp av pilar och streckade linjer visar en förbluffande mängd ställen på kvinnokroppen som kan skäras bort, sugas ut, bändas fram, snöras av, lyftas upp eller i alla fall färgas om?

Det är ingen slump att en miljon kvinnor i Sverige griper efter hormonpillerkartorna det första de gör på morgonen, antingen de är i fertil ålder eller ej. Propagandan för p-piller och östrogenbehandling har varit och är fortfarande intensiv. Det tog lite tid att få med alla på östrogenvagnen, men på nittiotalet lossnade det med hjälp av de alltid lika pillerglada och dessutom p-pillervana fyrtiotalisterna. Eller som det står i Socialstyrelsens *Hälso- och Sjukvårdsrapport* från 2001:

> ”Andelen kvinnor som använder hormonersättning (Hormone Replacement Therapy – HRT) eller lokal hormonbehandling har ökat kraftigt de senaste tio åren. En studie från Göteborg (Thunell, Matsson & Milson, 2000) visade att kvinnor som var födda mellan 1930 och 1946 använde HRT i väsentligt större utsträckning 1999 än 1992 (35 procent respektive 13 procent).”

Socialstyrelsen kallar östrogenbehandlingen kostnadseffektiv. I en annan ände av verkligheten finns förstås folk som gnuggar händerna och kallar den lönsam. Försäljningen av de vanligaste östrogenpreparaten i Sverige uppgick år 2000 till 470 miljoner kronor.

Det är omöjligt att bli förvånad. Kvinnor har i alla tider, från flickåren och framåt, fått höra att avslutad ägglossning är liktydigt med förfall. Att någonting omistligt går förlorat när kvinnan inte längre kan föda barn.

Problemet med den gamla bondedefinititionen på kvinnlighet är bara att den moderna kvinnan inte föder särskilt många barn. Många barn anses inte ens vara riktigt lämpligt för henne. Under andra hälften av 1900-talet kommer kvinnligheten därför att omdefinieras. Kvinnligheten mäts inte längre i antal födda barn, helst söner, utan i blodets östrogenhalt. Östrogen är precis som alla andra hormoner en ny, naturvetenskaplig upptäckt och därmed verkligen modern. En modern kvinna ska ha en lagom dos östrogen snurrande i blodbanorna hela livet. *Då* är hon en riktig kvinna.

Dock, som vi ska se så småningom, är det inte underskottet av östrogen i den enskilda kvinnan som är problemet för vårt nya sekel, utan överskottet av östrogen i naturen som helhet.

BRITT, 49

Britt utvecklade anorexi när hon var i tonåren. Hon var så illa däran att hon lades in på sjukhus. Hennes föräldrar vågade inte ta ansvar för hennes liv:

"Efteråt kan jag se att ätstörningarna var en del av frigörelseprocessen. Jag är uppväxt i ett hem med mycket stränga normer. Då tänkte jag inte så. Jag var upptagen av att inte äta. Mat var äckligt."

Eftersom menstruationen uteblev, vilket är vanligt hos flickor med allvarliga ätstörningar, fick Britt injektioner med östrogen som skulle stimulera ägglossningen. Själv är hon övertygad om att injektionerna är orsaken till att hon aldrig fått barn. Hon har under årens lopp blivit gravid flera gånger, men graviditeterna har alltid slutat i missfall.

Efter tiden på sjukhuset skickade föräldrarna sin dotter till ett hälsohem. När den perioden var över stannade Britt kvar som anställd:

"Östrogenbehandlingen fortsatte på läkarnas inrådan. Först hade jag varit smal som en sticka, nu blev jag tjock. Det var konstigt. Jag var på ett hälsohem och åt nyttigt, men kroppen svällde. Så småningom slutade jag med östrogen. Menstruationerna återkom och livet blev mer normalt. Fast några barn blev det inte."

För några år sedan började svettningarna:

"Jag kunde stå i en busskö och plötsligt var jag genomblöt. Det var som om jag just klivit ur duschen. Det gick att vrida ur tröjan efteråt, det var hemskt."

Dock hade Britt inte en tanke på östrogenbehandling:

"Aldrig i livet. Inte efter vad jag varit med om i tonåren. Jag kom i kontakt med en homeopat som efter noggrann genomgång gjorde ett antal preparat som är avpassade för mig personligen. De både stärker och balanserar. Svettningarna är inte lika våldsamma nu, även om de inte upphört helt. Jag är nöjd som det är. Jag vet ju att med tiden går värmevågorna över."

KAPITEL 5

I detta kapitel handlar det om att de flesta medelålders kvinnor mår prima. Det besynnerliga är att så många läkare och forskare blir förvånade över att det är så. Även kvinnorna själva, för den delen.

Diskussionen huruvida kvinnor i medelåldern behövs är intressant. Den förs egendomligt nog av kvinnorna själva.

Det pågår ett peppande: Livet har mycket att bjuda!

Det är som om den allmänna grundinställningen är att när östrogennivåerna sjunker är det dags att iföra sig beige linnetält, greppa närmsta korsord, undvika vin i låda samt tigande invänta döden. Lugnt, inte upprört. Glatt, inte bittert. Leende, men inte för brett, för då får man rynkor. Eller som det heter i *Kvinna. Din hälsa, din kropp, ditt välbefinnande*, från 2002, apropå ”mimikrynkor”, det vill säga diverse skrynkel och linjer som man får i ansiktet därför att man skrattar, gråter och har sig under livets gång:

> ”När dessa börjar anlända försök då att i första hand undvika att utföra mimiken som ger rynkor. När det inte hjälper finns behandlingsvägar att ta.”

Kniven, förmodar jag. Eller någon sorts insprutningar, aj. I vilket fall som helst föreligger – som vanligt – behov av korrigering.

I de flesta texter om östrogen anges att huden blir slätare av östrogenbehandling. Ibland står det luftigt att ”många kvinnor märker att de fått slätare hy bara några veckor sedan de börjat äta östrogen”. Ibland finns en förklaring till den påstådda slätheten:

> ”Huden förtjockas av östrogenbehandlingen, vilket kan ge intryck av ökad släthet.”

Det är numera olämpligt att sola därför att man på sikt riskerar hudförändringar. Varför är det i så fall inte oroväckande att östrogen ger förändringar på direkten? Det är numera även olämpligt att tillåta östrogen i kosmetiska krämer. Hur kan det då anses vara en fördel att östrogenet påverkar huden när man intar medlet oralt?

Om nu östrogenet gör huden slätare förstås. Det är inte säkert. Jag har en fråga. Varför är rynkor i ansiktet egentligen ett problem och för vem?

Och förresten är det mest rationellt att lägga sig under kniven. Att råd om plastikkirurgi ingår även i svensk utgivning av böcker om kvinnohälsa är nytt för detta sekel, men det har krävts trägen propaganda för att få skönhetsoperationerna inte bara rumsrena utan normaliserade. I den amerikanska bokutgivningen är kniven, inte diamanten, sedan länge en medelålders kvinnas bästa vän. I *Change for the Best. A Practical Guide to the Menopause*, från 2001, heter det:

> ”Det bästa jag gjort i mitt liv! Jag kan inte säga att operationen ändrade mitt utseende, ansiktet ser fortfarande ut som jag, bara lite yngre och inte fullt så trött. Jag berättar detta för att jag vill hjälpa till att ta bort alla kvinnors rädsla för plastikoperationer och för att jag tycker att det är hög tid att kvinnor gör något helt och hållet för sin egen skull – i det här livsskedet har man verkligen förtjänat det.”

I andra sammanhang skulle den sortens text sorteras in under propaganda. Här gäller det kvinnor i klimakteriet. Då kallas det positivt tänkande. Hur utvecklande är det att ligga på operationsbordet och blöda i sövt tillstånd efter att ha blött i vaket tillstånd i en vecka per månad i närmare fyrtio år?

Varför ska en kvinna behöva tröstas för att hon fyllt femtio? Eller skäras i? Varför förmodas hon bli smickrad av att få höra att hon och dottern ser ut som systrar, och varför tänker hon samtidigt att det där var väl inget kul för dottern att höra? Varför är böcker om medelålders kvinnor sprängfyllda med hysteriska tillrop om nya chanser, nytt liv, fantastiska operationer och varför inte skaffa hund och köpa gymkort och gå med i en förening och anlägga en kryddgård och dra ut på äventyr samt sitta på balkongen och ha det riktigt skönt med fötterna i fotbad, munnen full av frukt och varför inte passa på att läsa sjutton böcker till, samtidigt dansa runt till sin favoritmusik plus tända ett härligt doftljus ton i ton med sin sköna favorittröja i rosa frotté?

Det är jäktigt att vara kvinna.

Alltid ska man hålla på och ta tag i sitt liv. Som trettioåring ska man tycka att den biologiska klockans tickande börjar likna dödsurets. Som fyrtioåring ska man gå i personlighetsutvecklande terapi. Som femtioåring ska man ta till kniven.

Operationer är i vanliga fall ingenting man går och önskar sig. Hur har man lyckats få kvinnor att tro att just ansiktsoperationer är lättvindiga om än svindyra historier, definitivt värda sitt pris?

De glada utropen kring härliga operationer hänger ihop med bilden av den klassiska ålderstrappan. Den som slutar i graven, den som klart och tydligt visar att fyller man femtio börjar raset.

I vår västerländska kultur är bilden av tiden alltid ett streck. En början och ett slut. Först en enda lång uppförstrappa, idel mödor och besvär. Vid fyllda femtio rasar man raskt utför, med käppen mellan de få kvarvarande tänderna och rullatorn som gasar på.

Om man i stället tänker sig att livet liknar spiralen i en DNA-kedja, att det går runt, runt och i all evighet hit och dit, kan man lika gärna se det som att kvinnan i klimakteriet återgår till den morska elvaåring hon en gång var. I alla fall om det är hormonerna det hänger på. Östrogen är en bristvara både i elvaåringen och i femtioåringen. Den elvaåriga flickan gillar att vara med kompisar, frågar chans utan att tänka på följderna, börjar leta i sminkhyllorna, har makt över sitt liv, gillar att lära sig nya saker samt rider på jättestora hästar, men bara om hon själv har lust. Den östrogenfria åldern är den fas i livet som Pippi Långstrump svär att hon aldrig tänker lämna.

Därmed inte sagt att Margaret Mead, den brittiska socialantropologen som på sextiotalet skrev *Kvinnligt, manligt, mänskligt*, hade rätt. Mead menade att kvinnor som slutade menstruera fick oanade krafter och började spritta av liv och lust. För så var det för henne.

Så är det inte för alla. Livet kan vara på en hel massa olika sätt. Möjligen är det enda som förenar kvinnor i klimakteriet att de slutar lägga ägg. Jag vet verkligen inte varför man skulle bli sämre som människa av att ens äggstockar gjort slut på äggen, men det är lika svårt att hävda motsatsen.

Hur djupt den negativa synen på medelålders kvinnor sitter i vår kultur syntes när Socialstyrelsen häromåret gjort sin största undersökning hittills för att ta reda på hur svenska kvinnor mår när de kommer i klimakteriet.

Förvåningen var stor. Majoriteten av 1 400 fyrtioåttaåriga kvinnor som följts i fem år hade inga eller lindriga besvär i klimakteriet. I ett nyhetstelegram från TT, i januari 1998, säger psykologen Aila Collins apropå sina möten med kvinnorna, som besvarat en omfattande enkät, djupintervjuats och genomgått medicinsk undersökning:

> ”Kvinnor i klimakteriet mår betydligt bättre och lever betydligt roligare liv än vi föreställt oss. Ju längre in i studien vi kommit, desto mer har jag fått ompröva min tidigare uppfattning om hur kvinnor upplever klimakteriet.”

Egentligen är det konstigt att Aila Collins är förvånad. Varför skulle svenska kvinnor må sämre än till exempel engelska medelålders kvinnor? År 1997 publicerade engelska psykologer en uppföljning av 10 000 engelska kvinnor i klimakteriet som visade samma sak:

”Kvinnor över 55 är lyckligast”, blev den svenska rubriken över ett telegram från Reuters. De engelska psykologerna hade kommit fram till att kvinnor i femtioårsåldern visade depressiva symptom bara hälften så ofta som yngre kvinnor.

Dock var det egentligen inte detta jag hade tänkt tala om i

det här kapitlet. Jag hade tänkt tala om den medelålders kvinnans behov av att söka legitimitet. Eftersom hon inte längre dör i barnsäng i anständigt låg ålder utan envisas med att må oförskämt bra långt upp i åren, måste väl ändå naturen ha någon sorts avsikt med att låta den icke längre menstruerande kvinnan leva vidare?

Inför det återkommande kravet på att det ska vara någon *nytta* med kvinnor som inte har rejäla samt helst även regelbundna ägglossningar, får jag en obändig lust att påminna om liljorna på marken, de som varken arbetar eller spinner. Dock har nyttodebatten sina positiva sidor. Den gör det stundtals riktigt roligt att läsa böcker om klimakteriet. Rätt som det är hamnar man bland gammelmostrarna som samlar nötter och rötter. Ingen har en aning om huruvida de har funnits eller ej, men myten växer sig allt starkare.

Hon som började heter Kristen Hawkes, verksam som antropolog vid universitetet i Utah, USA.

LOTTA, 58

Lotta kan inte minnas sin sista menstruation:

"Hur skulle jag kunna veta att just den var den sista? Det var bara en menstruation till. När den kom trodde jag väl att nästa skulle dyka upp så småningom."

Däremot minns Lotta hur det kändes första gången hon vaknade mitt i natten med en känsla av panik:

"Min man låg och sov bredvid mig. Allt var som vanligt, inget särskilt hade hänt och tillvaron rullade på. Själv var jag livrädd. Det satt en elefant på bröstet på mig. Trycket var enormt. Jag trodde att jag höll på att dö."

Efter denna första gång blev Lotta rädd för att "elefanten" skulle komma tillbaka:

"Jag tänkte aldrig på klimakteriet. Jag var i den åldern men hade inga av de klassiska symptomen. Det var bara det här enorma trycket över bröstet. Jag ville inte ens berätta om det för min man, han hade bara sagt att jag inte var riktigt klok."

Efter första attacken tog det säkert ett år innan nästa kom. Sedan kom de tätare. Det blev allt svårare att sova lugnt om nätterna och till slut gick Lotta till doktorn:

"Hon såg på mig och sa: Du vet ju hur gammal du är. Varför kom du inte tidigare?"

Lotta sattes på östrogenbehandling.

"Elefanten försvann. Östrogenet är min bästa vän."

KAPITEL 6

Nu är det dags för mormorsteorierna. I detta kapitel berättar jag om forskare som försöker hitta skäl till att kvinnor, till skillnad från orangutanghonor, överlever klimakteriet. Är naturens mening med tanter att de ska plocka nötter?

Antropologen Kristen Hawkes så kallade mormorsteori är i sanningens namn inte den första i sitt slag. Hennes studie utgör snarare en logisk fortsättning på ett otal, ofta amerikanska, forskares försök att hitta existensberättigande för kvinnor över femtio. Den sortens forskning har pågått under hela 1900-talet. Särskilt under andra halvan av seklet, samtidigt som läkarna inledde sin tappra kamp för att ”ersätta vad som gått förlorat”, presenterades en rad mer eller mindre luftiga förklaringar till det besynnerliga faktum att kvinnor i alla tider lyckats överleva sin dalande östrogenproduktion.

Men det finns också forskare som på fullt allvar menar att enda skälet till att den postmenstruella kvinnan lever länge är att den medicinska forskningen gått framåt.

Kristen Hawkes forskning om hazda-folket i Tanzania är den senaste och för närvarande mest omtvistade i mormorsbranschen. Hennes slutsatser väckte rätt stor uppmärksamhet även i svenska medier under det sena nittiotalet, vilket än en gång speglar det igen och igen framsipprande behovet av att rättfärdiga att kvinnor lever trots att de fyllt femtio.

Hazda-stammen är en liten skara människor i Afrika som aldrig funnit anledning att lämna stenåldern. De håller fast vid sitt livsmönster lika envist som de håller fast vid sitt klick-kluckande tungomål. Hazda-folket har inga åkrar, inga trädgårdar, inga kor, inga stadiga bosättningar och inga mobiltelefoner. Tar frukten, bären och nötterna slut på ena stället, flyttar de till nästa. Männen är ute och jagar, på mäns sedvanliga vis, medan kvinnorna, på sitt lika sedvanliga vis, ägnar sig åt att samla rötter och nötter. Eftersom det börjar bli ont om den här sortens pinsamt otidsenliga människor på jorden, är hazda-människorna intressanta. Det finns gott om västerländska forskare som vill veta hur hazda-människorna gör för att överleva på vad naturen ger och inte minst hur de beter sig mot varandra under tiden. Hazda-folket låter sig icke bekomma. De fortsätter som de alltid har gjort.

Det visar sig för det första att de håller ihop. De hjälper varandra, de undviker att slåss, de för kunskaper vidare mellan generationerna. Allt detta låter som vanligt sunt förnuft. Dock fann Kristen Hawkes och hennes medarbetare att hazda-folket överlever allra mest tack vare att de har sina gamla tanter. Mormödrarna i hazda-stammen är otroligt flitiga. Som farmödrar är de mindre pålitliga, men de flesta äldre hazda-kvinnor är både farmödrar och mormödrar, så det spelar inte någon större roll. När de yngre kvinnorna föder barn, tar tanterna hand om de något större barnen. När männen misslyckas med att ha ihjäl en zebra till middag, springer de ut i markerna och samlar flinkt ihop ännu mera rötter och nötter. Vore det inte för de postmenstruella kvinnorna, skulle hazda-stammen gå under.

Säger Kristen Hawkes.

Själv har jag svårt att se varför det är nödvändigt att gå till nomadiserande stenålderskulturer för att hitta existensberättigande för kvinnor över femtio. Det tycks mig allt oftare att forskningen har två val när det gäller kvinnor i klimakteriet och vilket den väljer beror på vad den är ute efter. Väljer forskarna att betrakta kvinnor som däggdjur, finner de det märkligt att kvinnor överlever klimakteriet eftersom orangutanghonor inte lever särskilt länge sedan ägglossningen upphört. Väljer de att betrakta kvinnor som, tja, en sorts människor, är det inte alls säkert att östrogenbehandling skapar ökad risk för bröstcancer hos kvinnor bara för att den effekten gång på gång konstaterats hos östrogenbehandlade råttor.

Det säger något om vår tid att forskningen kring skälen till att medelålders kvinnor överlever i högönsklig välmåga ter sig högintressant. När *Dagens Nyheter* skrev om Kristen Hawkes forskningsrön, år 2000, var rubriken:

> ”Behövs mormor?”

Inte ”Mormor behövs”.

Innan Hawkes lanserade sina nötsamlare till mormödrar var det oftast en annan amerikansk antropolog, George P. Williams, som var citatfavorit i mormorslitteraturen. År 1957, perfekt tajmat till den första stora entusiasmen över det syntetiska östrogenets välsignelser, framlade han sin teori om att kvinnor överlever funktionen hos äggstockarna därför att människobarn tar så lång tid på sig att bli vuxna.

Sedan dess har det hänt mycket. Det finns numera gott om läkare runt om i världen som med hjälp av hormoner och inlånade ägg försöker se till att även sextioåriga kvinnor blir gravida. Visserligen är det svårt att förstå hur samma läkare som nyss avfärdade kvinnor över femtio som labila, svettiga, irriterade, deprimerade, självmordsbenägna samt bensköra, plötsligt kan anse att kvinnor över femtio absolut kan anförtros vården av ett spädbarn. Eller två. Men 1957, när George P. Williams lade fram sin teori, fanns inte ens alternativet. 1957 var det fortfarande ett faktum att naturen satt en gräns för kvinnors barnafödande. Gränsen går visserligen vid nittio i Bibeln, med Abrahams hustru Sara, men i Bibeln är å andra sidan allt möjligt.

För övrigt. Om en kvinna nu trots allt skulle lyckas föda barn vid nittio års ålder, är detta inte att se som ett Guds mirakel utan som ett Guds straff.

För vanliga dödliga har gränsen fram till våra dagar gått ungefär vid fyrtiofem–femtio. Det har den veterligen alltid gjort. Om en kvinna föder vid femtio, går hon i pension samma dag som barnet får rätt att köra moped. Sedan tycker naturen att det får räcka. Någon måste faktiskt ha tid att plocka nötter.

Dessutom. De flesta kvinnor lever inte stenåldersliv. Mormödrarna som på stenåldern hjälpte sina barnafödande döttrar att plocka nötter och bär var förmodligen i trettioårsåldern, högst fyrtio. Dottern som födde var i tidiga tonåren.

Numera är det den födande dottern som är i fyrtioårsåldern. Hon som ska plocka nötter är sisådär sjuttio och spelar hellre golf. Återstår en 90-årig mormorsmor som fick nog av att plocka nötter som barn. Ska det lagas mat hemma hos henne kommer hemtjänsten och sätter på mikrovågsugnen.

Föder en femtonåring barn i dag, finns säkert både mor och mormor samt även en svartsjukt barnbarnsbevakande farmor på plats för att hjälpa till. Om däremot den mer vanligt förekommande 1900-talskvinnan födde sin första och enda dotter vid trettiosju års ålder och denna dotter sedan föder sitt första barn vid fyllda fyrtiotvå, är det inte lika självklart att idka kvinnobonding kring förlossningsbordet.

För övrigt finns ju papporna. En spänstig karl på bara sextiotvå klarar vad som helst. Han står beredd med champagnen, saxen till navelsträngen och sköter kameraupptagningen, dessutom.

Tillbaka till 1957 och antropologen George P Williams. Han fick en del uppmärksamhet för sin teori om att naturen har en avsikt med att kvinnor, till skillnad från andra däggdjurshonor, överlever klimakteriet. Andra forskare gillade teorin. Det kom många uppföljande studier. Kvinnor tyckte om tanken att naturen hade en konkret avsikt med att strypa ägglossningen vid en given tidpunkt i livet. Att det inte bara var gemen orättvisa att män kunde bli föräldrar långt upp i åren.

På sextio- och sjuttiotalen blev det riktigt populärt med gamla kvinnor. De samlade örter enligt den gotländska folkvisan för att framkalla aborter på beställning, och kokade ihop dekokter som kunde åstadkomma magiska ting. De kunde saker som de yngre hade nytta av. Mammor var det mest problem med. Mormödrar var det krut i. Det är med gamla kvinnor i levande livet som med gamla kvinnor på teatern. Den som hunnit upp i en ålder att hon platsar som en av Macbeths tre häxor på heden anses vara full av dunkel vishet, medan den som är halvvägs, och tror att om hon bara bantar ner sig tio kilo så kommer ingen att märka att det även gått tio år, inte är lika attraktiv som förebild.

Mormödrarna fick inte vara hjältinnor särskilt länge. Under sjuttiotalet började östrogenförespråkarna elda på ordentligt. Äldre kvinnor, som nyss var sagoberättande, vänliga, rundlagda, gladlynta, bullbakande, blåbärsplockande och kattklappande tanter i besittning av blommiga förkläden samt hur mycket tid som helst, kom med östrogenförespråkarnas hjälp att förvandlas till vrak. Deras inre höll på att förtvina. De var en plåga för sig själva och sin omgivning. De var fula, argsinta och bensköra. Även om de hade haft ett skapligt intellekt i yngre dagar, var det kört när östrogenet i kroppen inte längre satte sprutt på hjärnan.

Det var inte längre sant att naturen hade en plan med klimakteriet, tvärtom. Fram klev en ny forskargrupp, arkeologer, som hävdade att man i princip aldrig hittade ben från äldre kvinnor i gravarna. Vilket måste betyda att äldre kvinnor inte fanns förr i tiden. De hade förstås dött av östrogenbrist långt tidigare, de bensköra krakarna.

Enda sättet att rädda käringspillrorna tillbaka till livet var att förse dem med höga doser östrogen, antingen sådant som framställts ur urin från dräktiga hästston eller syntetiskt. Kvinnorna lärde sig fort. Som det så dramatiskt står skrivet i en bok av den danska författaren Michaelis:

> ”Om männen anade hur det ser ut inne i oss kvinnor då vi kommit i fyrtioårsåldern, skulle de fly oss som pesten och slå oss som galna hundar …”

I detta skulle min favorit Robert A. Wilson säkert instämma. Dock menar han att det inre förfallet dessvärre förenas med ett fasansfullt yttre:

> ”Efter menopausen, när östrogen- och progesteronhalten sjunker kraftigt, börjar brösten att skrumpna ihop och hänga slappt ner. När tillförseln av dessa två hormoner avsnörts blir brösten hängande, rynkiga

och slappa. Ofta grovnar huden på brösten och blir full av fjäll. Brösten förlorar sin erotiska känslighet och svarar ibland inte ens på stimuli som är förenade med smärta. Det är bara en i tid insatt östrogenbehandling som kan förhindra denna förstörelse av symbolen för kvinnligheten."

Skriver Wilson. Man undrar onekligen. Bröst fulla av fjäll?

Det är nästan så man tycker att Axel Westman, professor vid Karolinska sjukhuset och en av de tidiga svenska förespråkarna för östrogenbehandling av vad han betecknar som "de svåra fallen", levererar ett tröstens ord. Apropå kvinnor och åldrande säger Westman lakoniskt:

"Att leva är att långsamt dö."

Även professor Westman bekymrar sig för hur gräsligt fula medelålders kvinnor är:

"Hur skall en kvinna bära sig åt för att passera över bron mellan fysisk attraktion och den andra, icke tilldragande perioden av sitt liv utan att råka ut för en inre olycka?" skriver han i sin bok *Övergångsår*, från 1945.

Han tillägger dystert:

"Hennes liv är förbi och hennes lott blir att fortsätta leva, om också endast i en gammal argsint kattas skapelse."

När professor Westmans bok kom ut var det dock fortfarande helt legitimt att uttrycka skepsis till östrogenbehandling:

> ”Det måste framhållas att man ej vet om alltför lång hormonbehandling kan vara direkt skadlig”, skriver han.

Och:

> ”Att på detta sätt bekämpa naturen är inget att rekommendera. Livets lagar kunna icke rubbas genom dylika ansträngningar.”

Fast det kunde de visst. Med åren gick det allt lättare. Det gick fort att förvandla de pin friska medelålders kvinnorna, som inte borde föda barn efter femtio eftersom barnbarnen behövde dem, till lallande vrak som mot naturens egentliga avsikt överlevt sina atrofierade äggstockar. Som bara hade en enda chans, nämligen livslång östrogenbehandling.

Med tiden kom allt fler kvinnor att skjuta upp sitt barnafödande. I dag ses det som piffigt att få barn i fyrtiofemårsåldern. Det blev allt svårare att upprätthålla tron på att kvinnolivet efter femtio är en enda lång räcka av vad gynekologer älskar att kalla ”bortfallssymptom”. Verkligheten trängde sig emellan. Det är kulturellt omöjligt att beskriva en pigg, yrkesarbetande och till synes belåten småbarnsmamma som en halvdöd häst. Det går inte. Det *går* bara inte.

Varifrån jag fått det groteska uttrycket ”halvdöd häst”?

Från *Kvinnans egen läkarbok*, till större delen skriven av läkaren Malcolm Tottie, utgiven av Natur och Kultur, 1956. Totties erfarenhet är att kvinnor lägger för stort värde vid symbolvärdet hos menstruationen. Han skriver apropå östrogenbehandling, vilken han förespråkar med vissa förbehåll:

> ”Det är inte meningen att hormonbehandling av klimakteriska besvär skall drivas till att framkalla blödning. Inte blir människovärdet större för det! Det som sker kan jämföras med den korta galopp man kan få om man piskar en uttröttad, halvdöd häst.”

Därmed tillbaka till mormödrarna.

Det var en tidsfråga innan de nödvändiga mormödrarna skulle dyka upp på nytt. Rapporterna om kvinnor som mådde prima utan östrogen riskerade att bli för många. Rapporterna om alltmer oroande biverkningar av såväl p-piller som östrogenbehandlingar höll också på att bli väl många. Men det dröjde ända till 1998. Då kom Kristen Hawkes hypotes om hazda-stammens nötplockande äldre kvinnor, som sedan urminnes tid varit förutsättningen för stammens överlevnad. Hawkes avhandling publicerades först i *PNAS*, en mycket respekterad tidskrift som ges ut av den amerikanska motsvarigheten till svenska Vetenskapsakademien. I stället för att likt andra forskare framhålla att fertiliteten minskar med stigande ålder hos de flesta någorlunda utvecklade däggdjur, pekar Kristen Hawkes på något som är speciellt för människor:

> ”Det som är unikt är att resten av kroppen inte är åldrad som hos andra djur. Kvinnor är ofta mycket vitala och lever länge efteråt, medan menopausen hos honor bland andra djur kommer samtidigt som hela kroppen börjar brytas ned.”

Hawkes har även synpunkter på arkeologer som misslyckas med att hitta gamla kvinnoben. Äsch, säger Hawkes, äldre ben bevaras helt enkelt sämre i jorden.

Det konstiga är, tycker jag, att Hawkes påståenden om att äldre kvinnor *visst* är friska, *visst* fyller en naturlig funktion, *visst* bör få finnas, väckt sådan uppmärksamhet. Det är bara att se sig omkring. Världen är full av kuranta kvinnor över femtio. Uppmärksamheten kring mormorshypotesen är, oavsett om den håller eller ej, ytterligare ett uttryck för hur negativ synen är på kvinnor som inte längre föder barn.

Eller är i den åldern att de teoretiskt sett kan föda barn, kanske jag ska säga. Gränserna förskjuts hela tiden. I november 2002 skrev några amerikanska forskare i *JAMA*, det amerikanska läkarförbundets tidning, att det, bortsett från ökad risk för havandeskapsförgiftning och graviditetsdiabetes, inte finns några medicinska skäl till att avråda kvinnor i femtioårsåldern från att föda barn.

Den hittills äldsta, svenska förstföderskan var fyllda femtioåtta när hon födde tvillingar våren 2003, givetvis efter vederbörlig hormonbehandling samt äggdonation.

I framtiden kanske det blir omodernt med mormorsteorier. Så länge kvinnor kan föda barn är det nämligen okej att de finns.

BIRGITTA, 55

Birgitta kom, precis som sin mamma, tidigt i klimakteriet. Hon började känna av svettningar och värmevågor efter just fyllda fyrtio:

"Jag hade små barn och tyckte att det var pinsamt. Min man sa att det inte syntes när jag blev så där varm i några minuter, men jag kände mig gammal. Ibland när vi hade sex kunde det komma en sådan där svettning och då tappade jag helt lusten att fortsätta. Min man tyckte att det var lite kul. Han torkade svetten ur pannan på mig, men jag blev arg och sedan var det ju kört."

Lösningen var östrogenbehandling. Svettningarna och värmevågorna försvann, Birgittas goda humör var tillbaka och åren gick. Samma år som hon skulle fylla femtio, kallades hon till mammografiundersökning. Den visade att hon hade cancer i båda brösten.

"Jag fick en chock. Jag hade inte känt något, jag hade till och med känt på brösten då och då. Det är svårt med bröst. Mina är rätt stora. Det finns ju sådant som är knöligt men som inte är ett dugg farligt."

Sedan Birgitta opererats och behandlats med strålning har hon även plastikopererats. I dag har hon återigen två bröst.

"Efter operationen sa läkarna till mig att jag absolut inte ska äta östrogen. Har man benägenhet för bröstcancer, ökar risken vid östrogenbehandling, sa de. Men det sa de inget om när jag började behandlingen för tio år sedan. Hur skulle jag kunna veta vad jag var benägen för innan cancern dök upp? Hade jag vetat att jag skulle få cancer av östrogenet, hade jag förstås aldrig börjat med behandlingen. Fast jag tycker fortfarande att det är jobbigt att svettas. Det är inte så ofta längre, men rätt som det är så står man där och känner, whoooosh, vad varmt det är härinne."

KAPITEL 7

I vilket jag listar symptom, sjukdomar, besvär, problem och allehanda hemskheter som enligt läkarböckerna drabbar kvinnor. Det är tur att man överlever sina hormonstormar.

Det föreligger oro för hur dyrt det kommer att bli med alla dessa åldringar som framöver kommer att stappla runt i Västerlandet. Såväl män som kvinnor lever numera i genomsnitt i cirka åttio år. Kvinnor vanligen lite längre än män.

Det är knappt man kan tro att det är sant med tanke på alla förfärligheter som sägs drabba kvinnor i klimakteriet. Listor är populära i vår tid. Varje bok om klimakteriet listar hälsoproblem. Efter att ha läst några stycken ter det sig obegripligt att den genomsnittliga livslängden för västerländska kvinnor ligger så högt. Varför dukar kvinnor inte under långt tidigare? Varför tar de inte rentav livet av sig i desperation?

Här följer stora kvinnliga depressionslistan. Den är osorterad, ofullständig, dock sammanställd efter studier av andra listor. Vi börjar i fyrtioårsåldern:

Ont i ryggen
Ökad benägenhet för benbrott
Problem med urinvägarna
Torr hud

Intellektuella symptom, till exempel minnesstörningar
Sömnstörningar
Värmevallningar
Nattliga svettningar
Våldsamma känslosvall
Oregelbundna menstruationer
Trötthet
Lättgråtenhet
Ömmande bröst
Svullnad i hela kroppen, särskilt i benen
Finnar
Sockerlängtan

Det här låter förfärligt. Ända tills man tittar sig omkring och ser att kvinnor över fyrtio inte är sängliggande på heltid. Lägger man till en lista över symptom som är typiska för menstruerande kvinnor i allmänhet, blir bilden inte precis ljusare:

Månatliga blödningar på upp till tio dagar
Svåra magkramper
Blodbrist

Jag avstår från att göra en lista över allt som kan drabba gravida kvinnor. Listan kan göras hur lång som helst. Gravida kvinnor kan ha sexhundra gånger mer östrogen i kroppen än icke gravida kvinnor i fertil ålder, och det får sannerligen konsekvenser det också. Aldrig får man vara riktigt glad.

Nu tar vi femtioårsåldern. Då finns alla de tidigare symptomen kvar. Dessutom tillkommer:

Oro och irritation
Depression
Minskad sexlust
Ökad sexlust
Klåda på hela kroppen
Sömnlöshet
Allvarlig minnesförlust
Brist på självförtroende
Huvudvärk
Torr slida
Klåda i könsorganen
Smärtor vid samlag
Ledsmärtor
Urinvägsinfektioner

Se denna stackars kvinna för er. Det är ett under att hon står på benen. Men det här är bara de tidiga symptomen. Gränsen mellan de så kallade premenstruella besvären, PMS, och klimakteriebesvären är flytande. Med tiden blir det värre:

Svåra smärtor vid samlag
Tunna slemhinnor
Svår klåda i könsorganen
Urinträngning, ofta med smärta och brännande klåda
Inkontinens
Allmänna muskelsmärtor
Ledsmärtor
Tunnare hy
Tunnare hår

Kring 60 är det närmast kört, för då tillkommer:

Högt blodtryck
Hjärtbesvär
Ont lite överallt mest hela tiden, särskilt i rygg och leder
Stor benägenhet för benbrott

Det finns många böcker som vänder sig till kvinnor i femtioårsåldern, till kvinnor över huvud taget. Alla innehåller de listor över krämpor. Att vara kvinna är per definition mer ett problem än en möjlighet. Allt en kvinna är eller gör sker *trots att* hon är kvinna. Utom när hon föder barn.

Men de som dör i förtid är oftast män. De som får hjärtinfarkt är män, de som super ner sig är män, de som lider mest av att vara ensamma är män. Ju längre livet fortskrider, desto fler kvinnor är belåtna med sina liv, medan de luggslitna, utslitna, alltmer besvikna männen grunnar på hur det kunde bli så här.

Det går inte ihop.

Kvinnolitteraturen är full av motsägelser. Ibland finns motsägelserna på samma sida i en och samma bok. Den som vill vara positiv kan se motsägelserna som en valmöjlighet. Passar inte det ena, kan man lätt hitta en ståndpunkt som passar bättre.

Nu tar vi en lista över sådant som anses vara typiskt för en kvinna som har *mindre* besvär i klimakteriet. Hon

är ogift
fick barn efter 40 eller är barnlös
fick mens sent
har bra betalt och ett kul jobb
är tjockare än genomsnittet

Nu följer en lista över sådant som påstås vara typiskt för en kvinna som har *mer* besvär i klimakteriet. Hon

är gift
är mor
kom tidigt i klimakteriet
har/har haft besvärliga menstruationer
har/har haft besvärliga premenstruella symptom
är magrare än genomsnittet

Att tjocka kvinnor har mindre klimakteriebesvär än smala är inget att förundras över. Östrogen produceras bland annat i fettcellerna, inte bara i äggstockarna. Ju magrare kvinna, desto färre fettceller som tillverkar östrogen, desto mer besvär. Detta är logiskt.

För den skull är det inte sant. Sådana här listor är trams. Det värsta med listor av det här slaget är att de sällan eller aldrig stämmer för den enskilda individen. Ingen är typisk. Individens lager av östrogen är helt och hållet hennes eget. Statistiken stämmer inte. Normalkvinnan är synnerligen personligt utrustad, både fysiskt och psykiskt.

Hur många läkare mäter en kvinnas östrogennivå innan det är dags att skriva ut ett recept på östrogen? Tittar efter hur trind hon är eller ens frågar om hon röker?

Hur många medelålders kvinnor har träffat en jäktad läkare som kollar födelseåret, langar över en ask med pappersnäsdukar att torka tårarna med, för att därpå raskt skriva ut så mycket östrogen att nästa återbesök inte behöver ske förrän tidigast om något år?

Apropå östrogennivå gäller det förresten att hålla sig inom gränsen för vad läkare just för stunden anser vara riktigt och rätt. Det är inte bra om en kvinna slutar menstruera för tidigt, då ska hon tillföras östrogen. Men har hon fortfarande mens efter femtiofem, anses inte det *heller* riktigt bra. Hon bör ha haft sin sista ägglossning vid det laget. I vilket fall som helst bör hon ha oregelbunden menstruation.

En femtiofemårig kvinna med regelbunden mens bör söka läkare, läser jag i litteraturen. Förmodligen är en sådan kvinna överviktig, ingenting ovanligt i det. Men nu kommer det konstiga i sammanhanget:

Skälet till att en femtiofemårig kvinna med regelbundna menstruationer ska söka läkare är att ett sent klimakterium anses medföra hälsorisker. En kvinna vars kropp producerar östrogen längre än "normalt" riskerar höjd risk för bröstcancer och cancer i urinvägarna.

Jag begriper mig inte på statistik. Om det är farligt för hälsan att kroppen själv producerar östrogen efter fyllda femtiofem, varför är det i så fall ofarligt och tillrådligt att femtiofemåriga kvinnor äter östrogen från en pillerkarta köpt på apotek?

Två amerikanska tidningar, *Multinational Monitor* och *Corporate Crime Reporter*, publicerar varje år en lista över världens sämsta företag. Granskningen gäller bland annat miljöförstöring och medicinsk etik. År 2002 låg den respekterade, amerikanska läkemedelsfirman Wyeth på den här tio-i-botten-listan. Skälet till att jag nämner detta är motiveringen till den rekordlåga placeringen: företaget lanserar nytt hormonpreparat för kvinnor i klimakteriet – trots vetskap om de stora hälsoriskerna.

Östrogenförespråkarna kommer att behöva vässa argumenten framöver. Samtidigt som listan över dokumenterade goda effekter blir kortare blir listan över dokumenterade biverkningar alltmer besvärande lång.

MARIA, 52

Mot slutet av den fertila perioden började Marias menstruationer att vara allt längre och hon blödde allt mer. Hon blev trött, hon blev leds, det konstaterades att hon hade blodbrist. Efter samråd med sin gynekolog gick Maria med på att göra en titthålsoperation. Gynekologen rådde henne att ta bort såväl livmoder som äggstockar, men Maria ville inte kastreras. Dels tänkte hon att kroppens östrogenproduktion pågick, hon menstruerade ju, dels var det känslan:

"Jag har fött ovanligt många barn, alla friska och fina. Jag har haft sådan glädje av mina äggstockar och min livmoder. När gynekologen talade om min livmoder som om det var dags för en inre storstädning, blev jag arg. Jag sa att du får ta bort sådant som det är fel på. Resten ska vara kvar."

En av äggstockarna togs bort. När operationen var gjord sattes Maria på östrogenbehandling:

"Jag gjorde som läkarna sa. Men jag hade en obehaglig känsla av att den där behandlingen inte passade mig. Det är svårt att beskriva vad som var fel. Jag kände inte igen mig själv, helt enkelt. Men blödningarna upphörde praktiskt taget, så på så vis blev det bättre."

Det som avgjorde var en oväntad störtblödning som kom ett halvår senare, när Maria deltog i en konferens utomlands:

"Det var förfärligt. Jag låg på hotellrummet och vågade inte röra mig. Jag hade blött mycket förut, men det här var annorlunda. Jag trodde att jag höll på att förblöda. Jag var helt övertygad om att det var östrogenets fel. Min kropp hade kommit i obalans, och det var det jag hade känt på mig redan från början."

Sedan slutade Maria äta östrogen. Värmevågorna, som kom som brev på posten när hon slutat med behandlingen, välkomnade hon:

"Varje svettning kändes som ett bevis på att kroppen reagerade som den skulle. Jag brukade tänka att så här känns det nog i träd om våren när saven stiger. Jag har alltid varit lite frusen av mig. Det var intressant att plötsligt vara lite varm."

KAPITEL 8

I vilket jag skriver om lyckade behandlingar med placebo, det vill säga piller utan verksam substans. Om sockerpiller hjälper så utomordentligt bra mot klimakteriebesvär, varför behandla kvinnor med hormoner?

För femtio år sedan, när entusiasmen för östrogenbehandling fortfarande var på tillväxt, listades en lång rad symptom som östrogenet påstods hjälpa emot. Östrogenet förvandlades till ett ungdomselixir. Det ansågs motverka eller ta bort depression, benskörhet, minnesstörningar, rynkor i ansiktet, fult häng på överarmarna, hjärtklappning, dåligt humör, gråtattacker, ledsmärtor och nattliga svettningar i en munter samt osorterad blandning. Det mesta skulle avhjälpas, bara kvinnor tillfördes detta underbara östrogen.

Tron på östrogenets generellt välgörande inverkan på kvinnor mitt i livet är inte lika stor längre. Socialstyrelsen konstaterar 1996, i SBU-rapport 131, *Behandling med östrogen*, att ”forskningsrapporter om terapeutiska östrogeneffekter ofta lämnar motstridiga resultat” och tillägger:

> ”Många symptom vid klimakteriet har angetts ha samband med östrogenproduktionen. De enda symptom som säkert kunnat visas ha ett samband är värmevallningar, svettningar och torra slemhinnor i slidan.”

Det besvärliga med klimakteriesymptom är att ingen har riktig kläm på vad klimakteriesymptom egentligen är.

Det finns många undersökningar. En svensk studie visar att av fyra kvinnor i åldern fyrtiofem till femtiofem år kommer tre att få uppleva värmevågor eller svettningar. En annan säger att bara en av tio kvinnor över huvud taget anser sig ha besvär i klimakteriet. En tredje kommer fram till att två av tio kvinnor får tydliga besvär. Åter andra undersökningar visar att var tredje kvinna anser sig ha stora besvär under klimakteriet, övriga har inga alls eller måttliga besvär. När Aila Collins, docent i psykologi och projektledare för långtidsstudien "Kvinnors arbete och hälsa" vid Karolinska Institutet, redovisade sina första delresultat, vintern 2003, talade hon om att varannan medelålders kvinna kände av klimakteriet. Var tredje fick behandling med östrogen. Problemet för 950 intervjuade kvinnor födda mellan 1947 och 1952 tycktes enligt Collins snarare vara stress än vallningar.

Så där kan man hålla på i all oändlighet. Det är svårt med statistik, särskilt när det gäller upplevelser.

Inte ens när undersökningarna tar avstamp i mätbara fakta, som kroppsvikt och rökning, är det särskilt lätt att dra generella slutsatser vad gäller de sjunkande östrogennivåernas betydelse för den enskilda kvinnan. Studerar man tillräckligt många undersökningar står det till exempel snart klart att europeiska kvinnor i genomsnitt är betydligt slankare och röker betydligt mer än amerikanska kvinnor. Europeiska kvinnor kommer likafullt i genomsnitt senare i klimakteriet än amerikanska kvinnor. Det borde de inte göra. Statistiskt sett kommer feta kvinnor senare i klimakteriet än magra och kommer rökare tidigare i klimakteriet än icke-rökare.

Just därför att studierna är så motsägelsefulla, finner jag det intressant att det finns gott om undersökningar som redovisar positiva resultat efter placebobehandling. Det vill säga kvinnor i klimakteriet säger sig ofta må mycket bättre av den östrogenbehandling de tror sig genomgå, medan de i praktiken äter piller utan verksam substans. Våren 2003 redovisade den ansedda vetenskapliga tidskriften *New England Journal of Medicine* en stor amerikansk undersökning gjord på närmare 17 000 amerikanska kvinnor i åldrarna femtio till sjuttionio år – jag återkommer till den undersökningen i annat sammanhang. Hälften av kvinnorna fick placebo, hälften fick ett kombinationspreparat med östrogen och gestagen, självklart utan att veta vem som fick vad. Efter ett år gjordes en enkät bland samtliga kvinnor i studien. Återigen märktes placeboeffekten. Det gick inte att skilja grupperna åt, vare sig fysiskt eller psykiskt. Möjligen sov de kvinnor som verkligen åt östrogen något bättre.

Gynekologen Mirjam Furuhjelm, den troligen mest inflytelserika östrogenförespråkaren i Sverige, nämner placeboeffekten i sin bok *Äntligen fri!*, från 1991:

> ”Flera kvinnor reagerar också bra vid tillförsel av så kallade blindtabletter (placebo), vilka ej innehåller någon verksam substans. Detta tolkas av många så att flera av de symptom som uppträder vid premenstruell spänning har psykisk orsak, men det är säkert en feltolkning.”

Den engelska kvinnoläkaren Barbara Evans, som 1988 skrev *Life Change. Guide to the Menopause, Its Effects and Treatment*, beklagar i stället att det inte gjorts betydligt fler blindtester med placebo och östrogen. Hon har blivit bönhörd med tiden. Den som slår på kombinationen östrogen plus placebo på nätet får sitt lystmäte. De riktigt stora och långvariga placeboundersökningarna har med allt större eftertryck tydliggjort negativa biverkningar av östrogenbehandling i en omfattning som ingen kunde ana på åttiotalet. Evans var tidigt ute med sina funderingar om vad östrogenet egentligen åstadkom som inte lite extra omsorg och lite extra vänligt intresse kunde ge kvinnor med övergångsbesvär. Eller som gynekologen Lilias Blackett Jeffries snirkligt skriver i *Inför en vändpunkt*, som utkom på Natur och Kultur redan 1955:

> ”Det skadar inte att inom vissa gränser skämma bort kvinnan medan förändringarna äger rum i hennes kropp. En tids vila är, om det låter sig göra, en mycket tacknämlig uppmuntran för en kvinna i klimakteriet. Hon behöver så mycket tid för egen räkning som möjligt.”

Betydligt trevligare ton, måste jag säga, än det här kärva citatet från sent sextiotal:

> ”Misshälligheter i hemmet kan ofta undvikas om frun i huset får östrogenbehandling.”

Därmed åter till Barbara Evans, som redovisar några tidiga, jämförande placebostudier genomförda på åttiotalet vid Chelsea Hospital for Women i London. Kvinnor som antingen haft sin sista menstruation eller som befann sig i stadiet med oregelbundna menstruationer deltog i testerna som frivilliga försökspersoner.

Det var små tester, så det går inte att dra några storvulna slutsatser av dem. Men i en test sattes en grupp kvinnor som sökt för svåra klimakteriebesvär på placebo i två månader. Vid periodens slut angav en del av dessa kvinnor att de mådde påfallande mycket bättre. Deras besvär hade minskat betydligt. Bland de problem som dämpats fanns vallningar, svettningar, humörsvängningar, oro, huvudvärk och en del annat som av tradition brukar hänföras till klimakteriet.

I en annan test, som varade i ett helt år, sattes en grupp kvinnor som inte hade lika stora besvär på placebo i sex månader. En annan grupp fick östrogen under lika lång tid och sedan bytte grupperna plats. Det var uppenbart att östrogenbehandlingen hjälpte mot svettningar, men mest påfallande var att när östrogentillförseln upphörde kom besvären tillbaka och då med större kraft än före behandlingen.

Resultaten visar hur svårt det är att mäta subjektiva upplevelser. Ingen som deltog i testerna visste när de åt placebo och när de åt östrogen – utom de kvinnor som rimligen insåg att de hade övergått från östrogen till placebo när de plötsligt fick tillbaka sina vallningar, dessutom med betydligt ökad kraft.

Varför fungerade inte placeboeffekten då? Blir klimakteriebesvären större hos en kvinna som börjar med östrogen och sedan plötsligt slutar? Är besvären mindre hos kvinnor som aldrig vant kroppen vid tillförsel av extra östrogen utan tvärtom vant kroppen vid att östrogenhalten gradvis sjunker? Vänjer sig kroppen vid att östrogen i stor mängd tillförs utifrån? Hur påverkas balansen när kroppens egna fluktuerande östrogenmängder kontinuerligt byggs på? Minskar den egna östrogenproduktionen snabbare när man tillför kroppen östrogen utifrån?

De frågorna har jag inte hittat några bra svar på. Jag har frågat många, letat på många ställen. Det blir mest hummanden och förmodanden, än hit, än dit.

Gynekologer jag har talat med nämner inte sällan att de ser ”abstinenssymptom” hos kvinnor som slutat med sin östrogenbehandling. Flera kvinnor jag har talat med beskriver hur svettningarna återkom med sådan kraft att de omedelbart började med östrogenet igen. Andra har inte märkt någon skillnad. De har upphört med behandlingen utan minsta lilla dramatik.

Ju fler frågor man ställer och ju fler undersökningar man läser, desto vagare blir svaren som är giltiga för den enskilda kvinnan. Den kvinna som äter östrogen kan givetvis inte veta hur hon skulle ha mått om hon inte börjat. Hon som inte äter östrogen kan inte veta om hon skulle ha mått bättre eller sämre av att tillföra kroppen extra hormoner. Däremot är det uppenbart att många av dem som har ätit östrogen under lång tid finner det svårt att sluta. Frågan är om de *upplever* att svettningarna är outhärdliga, eller om de faktiskt *är* mer outhärdliga än de skulle ha varit om kroppen aldrig vant sig vid extra tillförsel av syntetiskt östrogen.

Men låt oss stanna en stund vid studien som anger att tre av fyra kvinnor känner av värmevågor i kroppen. Den studien är svensk, den är relativt ny och den citeras ofta som sanning.

Det jag undrar är:

Vart tog uppmärksamheten kring den fjärde kvinnan vägen? Hon som uppger att hon inte känner av vare sig värme eller svett? Hon är också i klimakteriet. Även hennes äggstockar upphör vartefter att producera östrogen. Dock har hon inga besvär. Hur kommer sig detta?

Detta finner jag intressant. Inte minst med tanke på att rekommendationen för mycket långvarig behandling med östrogen varit den normala fram till sommaren 2002.

GUNILLA, 55

Gunilla har ätit östrogen i sju år. Att hon började berodde på att gynekologen tyckte att det var dags:

"Det var vid en rutinkoll och jag hade inte ens tänkt på östrogen när jag gick dit. Jag mådde bra och hade inte några besvär. Jag tyckte att det var bra att han sa till. Jag hade ingen lust att få det där frystorkade utseendet som en del kvinnor får i femtioårsåldern och så bli benskör dessutom."

Gunilla fortsatte att må bra. Hon åt sitt östrogen och hade inga klagomål:

"Jag hade en väninna som berättade att hon fick gråtattacker av inget skäl alls. Hon svettades så att hon måste upp och byta lakan om nätterna. Själv var jag jättenöjd med mitt östrogen. Jag var mindre rynkig än hon och tänkte inte på min ålder."

Sommaren 2002 kom larmen från USA. Gunillas mamma har överlevt tre hjärtinfarkter och hennes pappa dog ung i samma sjukdom. Gunilla hade trott att östrogenet var ett skydd mot hjärtsjukdomar. Nu läste hon i tidningen att en stor amerikansk undersökning visade att det kunde vara tvärtom. Hon blev rädd. Hon ringde sin gynekolog och sa att hon tänkte sluta:

"Det var hemskt att höra honom säga att det var klokt av mig. Förut hade han sagt till mig att det var klokt att äta östrogen."

När Gunilla slutade med sina tabletter, kom de klassiska klimakteriesymptomen:

"Jag svettades så jag vågade inte vara bland folk. Det var precis som om jag hade abstinens. Hela kroppen kom i olag och jag började få förstoppning och finnar, som jag inte haft sedan jag var i tonåren."

Gunilla började äta östrogen igen efter tre månader:

"Jag stod inte ut. Jag tror att jag har blivit beroende av den där dosen extra hormoner. Jag mår bra nu och försöker låta bli att tänka på hjärtat. Gynekologen säger att jag gör förstås som jag själv vill. Jag klarar mig inte utan östrogen. Dör jag så dör jag, men jag mår i alla fall bra."

KAPITEL 9

I vilket jag undrar varför det anses tillrådligt att stå ut med biverkningar av hormonbehandling men orimligt att stå ut med att svettas emellanåt.

I detta kapitel ska det återigen handla om listor. Listor får på ett charmant vis kaos att te sig som ordning. I *FASS* årgång 2002, den svenska förteckningen över samtliga registrerade läkemedel som säljs över disk på apotek, finns det listat fyrtiotvå olika östrogenpreparat för behandling av kvinnor i klimakteriet.

Det är mycket. Som jämförelse kan nämnas att det finns trettio olika preventivmedel. Det finns fyra preparat med manliga könshormoner, androgener. Tre olika preparat motverkar manliga hormoner, och de kan enligt ordinationen användas även för kvinnor.

Det framgår med all önskvärd tydlighet att det är de friska, medelålders kvinnorna som är den intressanta patientgruppen.

I *FASS*, fortfarande årgång 2002, läser jag om biverkningar av våra vanligaste p-piller:

> ”En del kvinnor upplever nedstämdhet, påverkan på sexlusten, huvudvärk, oro, sömnlöshet, illamående,

magsmärtor, obehagskänslor i magen, viktökning, spända bröst, acne, håravfall, hudutslag, ryggont, kraftlöshet, ledvärk."

Detta är vanliga biverkningar av p-piller. Det låter hemskt när man ser dem sammanställda på det här viset. Jag vill inte att mina döttrar ska utsättas för risken att drabbas av något av detta.

Men p-piller är en annan bok. Poängen i det här sammanhanget är att om man läser *FASS* 2002 om östrogenpreparat, som enligt informationen i *FASS* har dokumenterad verkan mot "svettning, blödningsstörningar, torra slemhinnor och humörsvängningar", lär man sig snart känna igen biverkningarna.

Biverkningarna vid östrogenbehandling är exakt desamma som vid p-pillerbehandling. Även riskgrupperna är desamma. Detta är föga förvånande eftersom det handlar om samma gamla kvinnliga könshormoner.

Nu tar vi riskgrupperna:

Den kvinna som vet med sig att hon haft tumörer, blödningar, proppar, leverförändringar, myom, endometrios, förtjockade livmoderslemhinnor, knutor i brösten, diabetes, gallsten, migrän, huvudvärk eller cancer ska helst avstå från all östrogentillförsel. Fetma eller sängläge i mer än en vecka i sträck anges också som skäl att låta bli östrogenet.

Nu tar vi biverkningarna. Dokumenterade vanliga och mer ovanliga biverkningar vid östrogenbehandling är enligt *FASS* 2002:

Huvudvärk, svullnad, blödningar, migrän, yrsel, viktökning, nedstämdhet, magsmärtor, illamående, klåda, hudutslag, acne, ändrad sexlust, hårväxt i ansiktet, håravfall på huvudet, spänningar i brösten, benkramper, stopp i gallvägarna, svampinfektioner i slidan, förhöjt blodtryck samt smärtor i skelettet.

Med tanke på att det är friska kvinnor som ska behandlas med östrogenpreparaten får listorna över identifierade riskgrupper samt identifierade biverkningar anses imponerande. Förhoppningsvis kommer inte en och samma kvinna att drabbas av alla biverkningar. Det finns kvinnor som inte kommer att drabbas av en enda biverkning och det finns kvinnor som tycker att hellre har de skägg än svettas om nätterna.

Problemet är att en frisk kvinna inte vet särskilt mycket om sin eventuella benägenhet för leverskador eller cancersjukdomar. Innan man får östrogentabletterna i kroppen vet man absolut ingenting om sina egna reaktioner på behandlingen. Problemet är också att gynekologer regelmässigt säger till sina patienter att det är vanligt med biverkningar i början av en östrogenbehandling, men att de går över.

Hur länge ska man stå ut? Var går gränsen?

Även detta är givetvis individuellt. Socialstyrelsen har i sin skrift *Behandling med östrogen* ett kapitel som handlar om "den bristande följsamheten" hos patienter som förskrivs östrogen. Det vill säga patienterna lyder inte alltid. Kvinnor slutar äta sina hormoner, lämnar dem i skåpet eller slänger dem i toaletten. Fenomenet finns beskrivet i många av de nyare böckerna om klimakteriet. Ofta framställs det som negativt att kvinnor låter sig påverkas av larmen i tidningarna i stället för att lyssna på sin doktor i lugn och ro.

Men varför skulle friska kvinnor som nu är i medelåldern lyssna på sin doktor vad gäller hormonbehandling? Hur många av läkarna och forskarna visste att de dunderhöga östrogenhalterna i de tidiga p-pillren skulle komma att orsaka en del unga kvinnors död? Har inte läkarna och forskarna fram till sommaren 2002 rätt enstämmigt hävdat att behandling med östrogen skyddar mot hjärt- och kärlsjukdomar? Eller som den australisk-brittiska författaren Germaine Greer skriver i *The Change*, från 1991:

> ”Den medicinska historien är full av kvinnor som sagt tack, goa doktorn, nu mår jag mycket bättre. Detta sedan de strålats, fått elchocker, sprutats med urin från dräktiga hästston, fråntagits livmoder och äggstockar, lagts i iskalla bad eller fått sockerpiller eftersom det förmodligen inte var något fel på dem från början.”

I en av alla böcker och undersökningar, som jag antingen studerat, läst, skummat eller bara läst om, får jag veta att bara en av sex kvinnor i klimakteriet fortsätter att ta sitt östrogen i ett helt år. Det påstås mycket om vad kvinnor i klimakteriet gör och inte gör. Det är med den gruppen kvinnor som med tonårsflickor, det är löjligt tillåtet att generalisera. Men en av sex? Har fem av sex kvinnor alltså tyckt att nackdelarna med östrogenet övervägde så pass att de inte ens höll ut tills det var dags för återbesök hos gynekologen?

Och när slutade de äta östrogen? Efter ett halvår? Fyra månader?

Socialstyrelsen skriver att ”följsamheten hos symptomfria friska alltid är lägre än hos sjuka. Är man frisk är det svårt att acceptera några som helst sidoeffekter av behandlingen”.

Vem blir förvånad?

Själv undrar jag om det inte trots allt är bättre att svettas. Länge lät det som om östrogenet skulle ge en inte bara ungdomens fräschör utan dessutom framtiden åter. Även den varianten på ungdomens källa visade sig vara en saga. Om det ena rådet mot svettningar är att man ska ha det svalare i sovrummet och det andra är att äta östrogen i minst tio år – varför inte sätta ner värmen? Vara stoisk vad gäller kroppens naturliga symptom i stället för att vara stoisk när det gäller biverkningarna. Lära av den engelska kvinnoläkaren Marion Hilliard, vars bok *Kvinnan, lyckan och livet* utkom på Gebers Förlag 1958:

> ”Därför säger jag, att om klimakteriet börjar skall ni slappna av. Under de närmaste åren kommer ni inte vara samma människa som förr. Ni kommer att uppleva dåliga dagar, oroliga dagar och hemska hetvågor. Men allt eftersom tiden går blir det längre och längre avstånd mellan de svåra dagarna och till slut upphör de helt och hållet.”

Det finns beprövade och för kroppen betydligt mildare sätt att lindra klimakteriebesvär än östrogenbehandling. Varför inte i alla fall pröva dem först? Är det inte konstigt att behandla kvinnor som lider av nedstämdhet med preparat som riskerar att göra dem nedstämda?

KARIN, 51

Karin åt östrogen i ett år men har just slutat. Hon började sedan gynekologen föreslagit att hon skulle pröva ett kombinationspreparat. Hennes menstruationer hade blivit lite oregelbundna, men i övrigt hade hon inga besvär av att vara femtio:

"Det är som om det trummats in i en att det är självklart att börja med östrogen. Jag ifrågasatte aldrig vad hon sa, jag bara började. Jag kände snarast förväntan."

I början kände Karin ingen skillnad. Hon åt sina östrogenpiller som hon många herrans år tidigare ätit sina p-piller. Det gick några månader, det blev sommar:

"Mina shorts kändes små i midjan. Jag hade inte tänkt på det tidigare. Nu ställde jag mig på vågen och såg att jag hade gått upp fyra kilo."

Karin började ge akt på sig själv. Hon fortsatte med östrogenet, men vägde sig en gång i veckan. Hon såg att hon fortsatte att gå upp i vikt.

"Jag tänkte att det var omställningen. Att jag skulle sluta med östrogenet föll mig inte in. Jag förutsatte att jag skulle må bra av det. Jag hade ju brist på eget östrogen."

Att Karin slutade med östrogenet efter ett år hade inte med viktökningen att göra utan med humöret:

"Det slog mig att jag kände igen den där människan jag blev under tiden jag åt östrogen. Den där känslan av att ingenting var vare sig särskilt roligt eller särskilt tråkigt. Exakt så hade det känts i mig när jag åt p-piller i ett antal år när jag var ung. Jag tror att jag fick för mycket östrogen i mig med p-pillren. Samma sak hände när jag började äta östrogentabletterna."

Karin slutade äta östrogen. Hon har inte märkt någon särskild skillnad efteråt, men hon är förvånad över hur svårt det är att gå ner de där kilona:

"Jag gick upp i vikt av p-pillren också. Det tog tid då också att bli normal igen, och lika svårt var det med kilona jag gick upp när jag var gravid. Jag tror att min kropp mår bäst utan extra östrogen."

KAPITEL 10

Nu handlar det om ord. Är den friska medelålders kvinnan verkligen att se som en vandrande ruin? Ska läkare verkligen se övergångsåldern som en tid av kvinnokroppens förfall och kvinnosjälens disharmoni?

Valet av ord spelar stor roll för hur den yttre och den inre verkligheten ter sig. Denna gamla sanning gäller även för ord som beskriver kvinnor i klimakteriet.

Den som använder ord som ”slocknad”, ”död”, ”förtorkad”, ”vissnad” och ”förbrukad” för att beskriva en kvinna vars östrogenproduktion håller på att upphöra, eller redan har upphört, förmedlar oerhört mycket mer än att flickor föds med ungefär en miljon ägganlag och att kvinnor vid ungefär femtio års ålder har gjort slut på dem.

Ord spelar stor roll.

Hör här vad professor Axel Westman i sin bok *Övergångsår*, från 1945, anser om att vuxna kvinnor träffas och umgås:

> ”Det kan inte råda någon tvekan om att tantkalasen i hög grad äro ägnade åt att befordra mycket av det man fruktar inom övergångsåldern, nämligen kroppens förfall och själslig disharmoni.”

Eller vad tycks om den uppburne amerikanske kvinnoläkaren Robert A. Wilsons åsikter om kvinnolivet efter fyrtiofem:

> ”För den lägre medelklassens kvinna, i hennes trånga miljö, är en kärlekshistoria av det lätta och lediga snitt som förekommer i överklassen inte att tänka på. Hon har sällan vare sig lust eller tid att ägna sig åt nya intressen, som till exempel att bli sjukhusvärdinna eller socialt verksam eller ägna sig åt amatörteater och andra sysselsättningar som skulle kunnat hjälpa henne att behålla en positiv syn på livet. Efterhand sjunker hon ner i ett tillstånd av nästan djurisk slöhet.”

Den svenska gynekologen Mirjam Furuhjelm citerar i boken *Äntligen fri!* en icke namngiven amerikansk författare som intar samma attityd:

> ”Kvinnor i klimakteriet har stor benägenhet att vara aggressiva och småsinta. De är svartsjuka och dominerande och har en svärmors mentalitet.”

Orden är absurda. De är likväl sårande. De kladdar vid en när man läser, trots att tiden gått. Orden har definitivt påverkat en kvinnogeneration som inte är äldre än att den fortfarande finns ibland oss. Sexism låter milt i sammanhanget. Att ansedda läkare kunde tillåta sig att generalisera i så nedsättande ordalag om fullt friska kvinnor i medelåldern är häpnadsväckande:

> ”Jag anser att kastrering är den riktiga termen för ett syndrom som berövar en person hans eller hennes

> sexuella funktioner. Det gör ingen skillnad om kastreringen åstadkommes av att man opererar bort könsorganen – till exempel äggstockarna – eller om äggstockarna helt enkelt skrumpnar samman och dör som en följd av menopausen. Effekten blir i alla fall densamma. Kvinnan blir motsvarigheten till eunuck."

Om detta är sanningen om en kvinna i klimakteriet, vill givetvis ingen framstå som en kvinna i klimakteriet. Denna förvrängda bild *var* sanningen. Allt detta förfärliga är *exakt* vad kvinnor fick veta av sina läkare och *exakt* vad de lärde sig när de gick till bokhandeln eller biblioteket för att läsa i nyutkomna böcker. I Kerstin Thorvalls *Tänk om det är klimakteriet?* utgiven 1982, finns en beskrivning av hur kvinnor placerade tampongpaket synliga i badrummet. Ingen som kom in där skulle tillåtas tro att menstruationerna hade upphört hos kvinnan i huset.

Det är patetiskt, ja. Framför allt är det upprörande att kvinnor så länge och så envetet fåtts att tro att deras människovärde är knutet till förmågan att blöda någorlunda regelbundet. När jag tillräckligt ofta läst ord som "klängranka", "människospillra", "käring", "kossa", "neutrum" och "ruin" börjar jag också tycka att det är dystert med klimakteriet. Ordvalet är vansinnigt nedåtpekande. "Lida i onödan", "katarrliknande symptom" och "skrumpen" är bara början. Hör här vilka ord gynekologen Mirjam Furuhjelm väljer för att beskriva den medelålders kvinnans psykiska status:

> "Menstruationens upphörande ställer kvinnan brutalt inför det nakna faktum att hon inte längre kan få barn, att hon inte är lämplig som sexualpartner, att

hon åldrats. I många fall har livet inte gett kvinnan det hon hoppats på och längtat efter. Nu ser hon livet framför sig som en öken utan en enda oas.”

Mot denna tröstlösa bild av en framtid utan hopp, ställs alternativet: den lyckobefrämjande, hälsobefrämjande östrogenbehandlingen. Män slipper behandling. Män kommer nämligen inte in i ”ett bristtillstånd som beror på förlusten av ett visst hormon, vilket är fallet med kvinnor som under den sista tredjedelen av sitt liv lever i ett tillstånd av östrogenbrist”, skriver Mirjam Furuhjelm.

”Brist” är ytterligare ett av dessa minus-ord som vidlåder medelåldern som mögel. Ju mer omfattande östrogenforskningen blir, desto vagare och mer komplicerad blir bilden av vad klimakteriet egentligen innebär för den enskilda kvinnan. Under tiden har tanken på ”brist” vuxit in i språket och blivit till sanning. ”Behandling av symptom på grund av östrogenbrist” är rubriken på ett kapitel i en av Socialstyrelsens skrifter från andra halvan av nittiotalet, ett kapitel som visar sig handla mest om svårigheterna att avgöra vad som faktiskt låter sig påverkas med en dos östrogen:

> ”I svenska studier har man funnit att cirka 75 procent av alla kvinnor under någon period besväras av värmevallningar och svettningar.”

”Alla kvinnor.” ”Under någon period.” Uttrycker man sig på det viset har man verkligen ansträngt sig för att få in så många som möjligt i de sjuttiofem procenten. Trots det har var fjärde kvinna alltså inte ens ”under någon period” känt av de vasomotoriska symptom som anses mest typiska av alla för ”östrogenbristen". Trots att "bristen" finns, "lider" de alltså inte av den, inte ens "i onödan".

Om man anser att den medelålders kvinnan lever i ett ständigt bristtillstånd därför att hennes kropp producerar allt mindre östrogen, måste rimligen samma gälla för flickor som ännu inte kommit i puberteten. Sådana småtjejer i tio-elvaårsåldern som brukar beskrivas med ord som "kavata", "kaxiga", "självständiga". Säga vad man vill om doktor Wilson, han är i alla fall konsekvent:

> "Rent fysiskt kan den lilla flickan inte anses som kvinna. Med könsorgan som inte fungerar och med sin brist på östrogen som är nyckeln till den kroppsliga kvinnligheten, är hon medicinskt sett ett könlöst väsen, ett neutrum."

Vad sägs om olika faser i stället? Olika faser under ett långt, omväxlande, synnerligen individuellt utformat och rikt kvinnoliv. Vad sägs om en helt annan ton, som till exempel i den engelska *New Natural Alternatives to HRT*, skriven av filosofie doktorn, dietisten och psykologen Marilyn Glenville och utgiven 2002:

> "Äggstockarna producerar östrogen i minst tolv år efter sista menstruationen, om än i mindre kvantiteter än förr. Äggstockarna är varken döda eller döende som organ betraktade, vilket annars är en vanlig åsikt även i våra dagar. Binjurebarken producerar östrogen vilket hjälper till att kompensera äggstockarnas minskande produktion. Även i fettcellerna tillverkas östrogen, vilket betyder att det är särskilt skadligt för kvin-

> nor i klimakteriet att snabb-banta. Det är inget fel i att en medelålders kvinna blir lite tyngre, för östrogenet i fettcellerna hjälper till att kompensera äggstockarnas minskande produktion av östrogen."

Visst får man mer respekt för sin fantastiska kropp efter att ha läst den beskriven på det viset?

Den käre doktor Wilson är inte alls lika fin i kanten:

> "Från rent biologisk synpunkt kan östrogenbehandling knappast vara att anse som ett ingrepp i naturen. Tvärtom *återställes* därmed en naturlig harmoni mellan den takt i vilket åldrandet sker och den moderna kvinnans ökade livslängd. Det är tvärtom den obehandlade kvinnan – den i förtid åldrade kastraten – som är ett onormalt fall. Något som inträffar mycket ofta behöver för den skull inte vara normalt. Blotta faktum att sådana kastrerade kvinnor finns i stort antal och blir fler och fler för varje dag som går, gör dem inte biologiskt normala."

Nej, dr Wilson tillhör inte en annan tid. Jo, attityden finns fortfarande kvar.

När studenterna Johanna Esseveld och Sara Eldén i samband med forskningsprojektet "Medelålder, identitet och kroppen ur ett genusperspektiv" gick igenom artiklar som publicerats i *Läkartidningen* under perioden 1990–2001, använde de sökorden "medelålder", "övergångsålder", "klimakteriet", "menopaus" och "kvinnohälsa". I en sammanfattande artikel i *Kvinnovetenskaplig tidskrift*, 2002, konstaterar de att "det negativa sätts i centrum i de medicinska texterna":

> ”Ett implicit antagande i artiklarna är att kvinnorna upplever den avtagande reproduktiva förmågan som ett djupgående hot mot deras identitet som kvinnor.”

Esseveld och Eldén pekar på det flitiga bruket av ord som ”bristtillstånd”, ”avsaknad”, ”bortfall”, ”rubbningar”, ”sorg” och så vidare samt ifrågasätter huruvida det verkligen är lämpligt att läkarna har den suveräna tolkningsrätten vad gäller friska kvinnors upplevelse av övergångsåren.

Instämmer. Risken är påfallande att den försonande innebörden i det vackra ordet övergångsår försvinner. Undergångsår är något annat.

Apropå ord finner jag det lika avslöjande att mogna kvinnor stundom får höra att de ser unga ut. Just det ordet. Ung. När någon säger ”ung” till en i berömmande, betygsättande ton är det underförstått att man förtjust ska säga tack. Och det gör man ju. Komplimanger är alltid trevligt.

Men varför ska man egentligen bli glad över att kallas ung? Medelålders kvinnor är fräscha, snygga, sexiga, väl bibehållna, spänstiga, smidiga, fula, vackra, attraktiva, stornästa, välklädda, söta, glittriga, glamorösa, älskliga, spröda, feta, rödögda, lortaktiga, oklippta, jättetrista att titta på eller precis vad som helst.

Men unga? Varför är det en komplimang att kalla dem det enda som de inte är?

Börjar man tänka i de banorna blir den bakomliggande, negativa attityden alltmer synlig. Det blir alltmer begripligt varför tonen i hälsoböcker för medelålders kvinnor antingen blir odräglig:

> ”Vi är alla pilgrimer, tillsammans ska vi finna vägen, men avtrycken vi gör medan vi går kommer att ge

kommande generationer ännu längre liv", heter det i Gail Sheehys *The Silent Passage*, från 1994.

Eller trotsig:

> "Problemet är att jag inte känner mig gammal. Jag vill fortfarande göra en massa saker, jag har mycket nytt på gång, jag gillar att jag blivit mer intuitiv med åren och jag gillar att svettas om nätterna, för när det kommer vet jag att min kropp uppför sig exakt som den ska", skriver Angela Best i *Change for the Best*, från 2001.

Det är inte likgiltigt vilka ord som tilläts beskriva den medelålders kvinnan under andra halvan av 1900-talet. Omdömena hänger kvar och det är inget att förvåna sig över att tystnad länge omgav just den här delen av kvinnolivet. Vem har lust att beskriva sig som en kringvandrande ruin?

Böckerna som jag citerar finns fortfarande på bibliotek och i bokhyllor. De ord som användes då präglade dem som var medelålders på sextio- och sjuttiotalen. De präglade dem som fick sin medicinska utbildning eller som var yrkesverksamma läkare under samma tid. Den negativa inställningen till medelålders och äldre kvinnor ligger inbäddad i den västerländska kulturen. Det är osäkert om någon egentligen vill ha den längre, men den är än så länge svår att komma runt.

Allra värst är det att föraktet för den egna kroppen så ofta finns hos kvinnorna själva. Varför tycker inte kvinnor att de ska vara rädda om sin kropp? Varför tycker de så sällan att den duger som den är? Varför känner de så sällan självrespekt? Varför tittar de inte belåtet på sin kropp med tanke på allt som den klarar på egen hand? Varför tycker de redan i unga år att det är normalt att rispa den, pierca den, svälta den, droga den, skära i den samt i olika skeden av livet inte minst ”förbättra” den med hormoner?

Varför är kvinnor inte ens i uppnådd medelålder äntligen nöjda med sina skrattande ansikten?

En av 1900-talets kvinnoikoner, Simone de Beauvoir, står vid spegeln:

> ”Jag stannar förbluffad vid åsynen av detta ofattbara som föreställer mitt ansikte. Jag förstår La Castiglione som såg till att varenda spegel slogs i bitar... Jag avskyr hur jag ser ut. Ögonbrynen som halkar ner mot ögonen, påsarna därunder, kinderna med sin extra rundning och den där ledsenheten runt munnen som rynkorna alltid sätter dit...”

Citatet finns återgivet i sin helhet i Germaine Greers bok *The Change*. Ungefär i samma veva återger Greer ytterligare ett citat av de Beauvoir, där fransyskan sörjer över att hon som medelålders kvinna inte längre får vara med om sådant som hon uppskattat, ”aldrig mer ska jag falla ned i doften av hö, helt slut av trötthet”.

Germaine Greer frågar sig torrt:

> ”Varför inte, egentligen? Det finns ju ingen brist på hö, inte heller saknas veterligen trötthet?”

Det är fint med den sortens kommentarer. De återupprättar balansen i tillvaron i ögonblick när det känns som om man med det snaraste borde ringa och beställa fram lite dödshjälp.

Eller åtminstone brista ut i den där bedårande barnvisan som jag och barnen förtjust skrålade medan vi cyklade ihop. Den som börjar med strofen ”Ingen tycker om mej, ingen vill ha mej, för att jag gillar mask…”

Inte ens som publik är medelålders kvinnor godkända. Alla dessa kvinnor som ser på konst, går på konsert, läser böcker, är med i studiecirklar, går på teatern, reser på kulturresor, lär sig väva, trallar i kör, går på bio, åker på spa, kör motorcykel, vandrar i bergen, är med i föreningslivet, gör botaniska utflykter, säljer bullar i kyrkobasaren, går kurs i skånskt yllebroderi, rantar runt som morsor på stan och tycker om att dansa till levande musik. Kulturbärare brukar dessa kvinnor kallas med ett i detta sammanhang bara lätt nedsättande ord.

Att medelålders kvinnor håller på med så mycket på fritiden beror förstås på att de äntligen har fått tid. Råd. Ork. För att det de gör ger dem glädje. Men det är inte så det framställs. Medelålders kvinnor anses sällan fina nog. De borde vara yngre. De borde ha andra kläder. De borde fatta att de inte fattar. Om medelålders kvinnor kommer som publik, är det dessvärre inte medelålders kvinnor som kulturen vill vända sig till. Inte restaurangerna heller. Hellre medelålders män i så fall. Går män på teatern är de kulturintresserade, äter de på krogen är de vinkunniga gourmeter. Går kvinnor ut försöker de krakarna fylla sina tomma liv.

Män är alltid bättre som publik betraktad, män behöver inte vara särskilt unga. Tvärtom, *bara* unga män i publiken kan tvärtom vara lite hotfullt. Kvinnor är inte hotfulla. Dock är det obestämt *trist* att det bara kommer medelålders kvinnor.

När Ulf Lundell spelar och sjunger kommer yngre och medelålders män. Det är fint. Bruce Springsteen är också fint, samma publik där – medelålders män och deras söner, som gillar samma musik. Otroligt fint. Men ta Leonard Cohen. Ta Rod Stewart eller ta Julio Iglesias. Idel medelålders och förtjust tårögda kvinnor i publiken, som även de fortsätter att uppskatta en sorts musik de gillat ända sedan de var i tjugoårsåldern. Titta på recensionerna nästa gång de dyker upp. Läs orden. Förstå vad jag talar om.

Fler ord:

I boken *Den kvinnliga livscykeln*, skriven av Björn Andersen och utgiven på Norstedts 1989, hittar jag den här meningen:

> ”Klimakteriet hos en kvinna sammanfaller ofta med en försämrad livssituation, till exempel att barnen lämnar hemmet.”

Ändrad livssituation, absolut. Men ”försämrad”?

Det är märkligt hur tanken på ”det tomma boet” lever kvar. Det finns en stor utländsk utgivning av böcker som resonerar kring vad medelålders kvinnor ska göra med sin tid när barnen blir stora. Har kvinnor snutit näsor och stekt pannkakor till massor av barn på heltid sedan de var tjugo, är det högst rimligt att det uppstår ett tomrum när filurerna flyttar hemifrån. För de flesta kvinnor i Sverige ser det inte ut på det viset, i den mån det någonsin gjort det. Hos oss yrkesarbetar ungefär nittio procent av dem som fortfarande är småbarnsmammor och så har det varit länge. Kvinnor som är i medelåldern nu har vanligen inte alls fyllt sina liv och sin vardag med barnen. De har normalt fött ett, högst två barn. De har fött barnen rätt sent, genomsnittsåldern för första förlossningen låg redan på sjuttiotalet kring tjugosex-tjugosju år. De har lämnat barnen på daghem och fritidshem och hockeyträning och sedan åkt till jobbet. De har delat vardagen med barnens pappor och de som har skilts åt längs vägen, vilket fler och fler har gjort, har oftast delat vårdnaden. Detta har i sin tur inneburit att kvinnorna haft perioder, kanske hela veckor, när de över huvud taget inte träffat barnen.

Andelen yrkesarbetande kvinnor är inte mindre när det är dags för barnen att flytta hemifrån, tvärtom, vi hamnar i en siffra kring nittioåtta procent. Problemet för medelålders föräldrar i dag, åtminstone i storstäderna, är oftast att barnen inte kan flytta hemifrån när den dagen kommer. De har inte råd. *Detta* är ett modernt problem. Inte att barnen lämnar hemmet.

Så vad är det för tomt bo vi talar om? Hur fullt har det varit innan barnen blivit stora? Hur tomt är det när de väl blivit vuxna? Det som är mest typiskt för svenska hem i dag är att de står tomma mest hela tiden, vilket dock är en annan diskussion.

HELEN, 53

Helen har aldrig ätit östrogen och ser inget skäl att börja. Hennes gynekolog frågade henne om hon ville börja med östrogen för fem år sedan, men Helen tackade nej:

"Inget jag har hört eller läst har övertygat mig om att fördelarna skulle vara större än nackdelarna. I princip tycker jag att det är fel att göra friska kvinnor till patienter. Jag är frisk och en frisk människa behöver ingen medicin."

KAPITEL 11

I vilket jag träffar gynekologen Mirjam Furuhjelm, den mest stridbara östrogenförespråkaren i Sverige. Professor Furuhjelm avled i maj 2003, innan boken hann utkomma. Jag har valt att låta kapitlet om vårt möte stå oförändrat eftersom hon ännu några månader före sin död var så full av liv.

I januari 2003 åker jag till Djursholm och träffar professor Mirjam Furuhjelm, läkare med obstetrik och gynekologi som specialitet. Hon och maken, som också är läkare, professor Axel Ingelman-Sundberg, har just kommit tillbaka från sitt hus på Capri, där de firat jul och nyår. Resan har varit lite besvärlig. Resor till Capri har en tendens att vara besvärliga, särskilt om vintern när det ofta blåser så pass att färjetrafiken ställs in. Så jag frågar varför de inte stannade lite längre när de nu ändå rest så långt.

Då svarar Mirjam Furuhjelm med otålighet i rösten:

– Hur skulle det då gå med mina patienter? Till påsk åker vi ner igen, som vi brukar, och sedan blir nästa gång till sommaren.

Hon är nittofyra år. Givetvis är det mina fördomar om vad riktigt gamla människor gör och inte gör, klarar av eller inte klarar av, som får mig att ställa frågan. Samma dag som jag kommer på besök, ska professor Furuhjelm göra marmelad på apelsiner som paret haft med sig från den egna trädgården på Capri. Hennes jämnårige make skickas till affären efter fyra kilo socker:

– Jag gör alltid marmelad efter Hirams recept. Det är bäst.

Det känns nödvändigt att börja ett kapitel om Mirjam Furuhjelm på detta vis. Jag vill att ni ska se henne framför er, lång, slank på väg mot tunn, bekvämt klädd i långbyxor och mjuk, röd tröja, skarp och klar blick, håret klippt i page samt färgat i brunrött. Om någon till äventyrs skulle behöva ett livs levande paradexempel på hur välgörande det är med långvarig, för att inte säga livslång, östrogenbehandling, är det lämpligt att gå till Mirjam Furuhjelm. Hon lever som hon lär. Det går uppenbarligen utmärkt. I en gratisskrift som gavs ut av försäkringsbolaget Skandia år 1975 skriver docent Furuhjelm som nybliven pensionär – folkbokföringsmässigt sett – om hur östrogenbehandling gör att trötthet, sömnlöshet och depressioner försvinner. Hon hävdar att minnesfunktionen inte försämras hos kvinnor som äter östrogen. I sin entusiasm över östrogenets alla fördelar och sin tro på att behandlingen bör pågå livet ut liknar hon den amerikanske läkaren Robert A. Wilson. Dock delar hon inte hans uppfattning om att östrogen bör ges till kvinnor från trettiofem års ålder. ”Behandlingen behöver inte sättas in förrän tecken på brist visar sig”, skrev hon i en artikel i *Aftonbladet* i mars 1975. Hon har inte funnit anledning att ändra uppfattning.

Själv läste jag någonstans att en kvinnas klimakterium är lika personligt som ett fingeravtryck. Ingen kommer någonsin att få veta hur Mirjam Furuhjelm skulle mått om hon inte hade fått östrogenbehandling i närmare femtio år. Facit finns inte. Kvinnor blir allt äldre, i Sverige är det inte helt ovanligt

”Ett vanligt klagomål från kvinnor i klimakteriet är att koncentrationsförmågan avtar. Minnet försämras. Förmågan att stå emot svårigheter och motgångar blir mindre. Alla dessa omständigheter lagda till varandra gör naturligtvis att arbetsförmågan blir försämrad och lider kvinnan dessutom av vasomotoriska symptom har hon svårt att häva sig i arbetslivet. Kvinnans anpassningsförmåga blir sämre och det blir en ond cirkel som gör att det blir allt svårare att finnas till. Ökad uttröttbarhet hör också till bilden. Kvinnorna blir rastlösa och oroliga. I en del fall utvecklar sig en djup nedstämdhet som kan gå så långt som till en djup depression. Till denna bild hör morgonångest, en känsla av alltings meningslöshet och en allt förlamande trötthet. Dessa kvinnor småler aldrig, de klagar alltid över trötthet, över bristande tilltro till egen förmåga. De drar sig tillbaka från allt umgänge. De fruktar att de skall förlora sitt förstånd.”

Mirjam Furuhjelm i *Klimakterieproblem*

med kvinnor som är över nittio år. Alla är förvisso inte så kuranta som professor Furuhjelm. Men nog vet jag personligen några stycken som *inte* ätit östrogen. De tar sina promenader, bjuder barnbarnsbarnen på middag och löser sina korsord i alla fall. Dock vet professor Furuhjelm själv exakt varför kvinnor i medelåldern ska behandlas med östrogen:

– Jamen, det säger ju sunda förnuftet. Den som är sjuk i diabetes behöver tillförsel av insulin. Den vars äggstockar inte längre fungerar behöver tillförsel av östrogen. Jag såg inga problem i detta när östrogenet upptäcktes, och det gör jag inte nu heller. Med östrogenet var det som med upptäckten av antibiotikan, östrogenet blev en omedelbar hjälp. Numera vet människor inte hur det var innan antibiotikan fanns. Kvinnor som dog i barnsängsfeber, kvinnor som dog i urinvägsinfektion. Det där slapp vi med antibiotikan. Sedan kom östrogenet. Med östrogenets hjälp slapp kvinnor åldras på ett förödmjukande sätt. De fick åldras som män.

Men bröstcancer? Östrogen har ju visat sig orsaka bröstcancer, inte skydda mot bröstcancer som läkarna sa förr?

– Det där är en helt annan sak. Om en kvinna får bröstcancer eller ej beror mycket på kosten. Bröstcancer är en sjukdom som kan ha mycket olika malignitetsgrad. Jag hade en patient som dog inom ett år och en annan som levde tills hon var åttio. Kosten är avgörande. Se på japanskorna, de får inte bröstcancer så länge de äter sin magra, grönsaksrika kost. Men när de flyttar till USA och övergår till den hemska amerikanska maten, då får de bröstcancer.

Du tror inte att den japanska matens innehåll av soja har med saken att göra?

– Det är sant att soja innehåller östrogener, men växtöstrogener räcker inte. De är för svaga. Fördelen med de syntetiska preparaten är att de har effekt direkt. Det är inte sojan i den japanska maten, det är mathållningen i sin helhet där borta som är nyttig. För övrigt ifrågasätter jag forskningen som rör eventuella samband mellan östrogenbehandling och bröstcancer.

Dessutom. Jag mår hellre riktigt bra i fem år än lever tio år som en hund.

Vilka är fördelarna med östrogen enligt din uppfattning?

– Utan östrogen blir du först krokig i ryggen. Med östrogen slipper du det, och dessutom slipper du det som kommer efteråt. Du bryter inte handleden, du bryter inte armen, du bryter inte lårbenshalsen.

Många kvinnor klagar över biverkningar. De mår illa, går upp i vikt, får huvudvärk, känner sig dimmiga i hjärnan …

– Jag förstår mig inte på den där negativa propagandan. Mina patienter är alla nöjda. De slutar inte med östrogen, de fortsätter. Man går inte upp i vikt av östrogenbehandling, man går upp i vikt av att äta fel mat.

Har du aldrig haft några tvivel?

– Aldrig. Östrogen ska ges till alla kvinnor över femtio, livet ut.

Många gynekologer rekommenderar numera korttidsbehandling på tre–fem år?

– Tror de att äggstockarnas funktion kommer tillbaka sedan? Själv började jag i femtioårsåldern, och jag håller på fortfarande. Felet läkare ofta gör är att de inte anpassar östrogendosen till patienten. Dosen ska läggas så att östrogenhalten i blodet är som en vecka efter ägglossningen. Då mår kvinnan som bäst. Dosen måste anpassas efter varje individ. Olika kvinnor behöver olika dos, dels därför att de kan ha egen östrogenproduktion kvar, dels är det olika från individ till individ hur mycket östrogen en kvinna tar upp. Man ska inte förskriva de standardiserade medlen utan ta reda på exakt hur mycket kvinnan behöver från fall till fall. Riktigt feta kvinnor behöver kanske inte något östrogen alls eftersom fettcellerna producerar östrogen. En kvinna mår inte bra av att få för mycket östrogen. Det ska vara lagom dos.

Mirjam Furuhjelm är en av dem som anser att det är bäst att avlägsna livmoder och äggstockar när de inte längre behövs:

– Då vet man att kroppens egen östrogenproduktion har upphört. Ta bort alltihopa, det är mest praktiskt. Om man gör det, måste man dock kompensera bortfallet av testosteron också. Äggstockarna producerar manligt könshormon upp till sextiofem års ålder.

Hur förklarar du det långvariga och återigen växande motståndet mot en behandling som du anser vara av godo?

– Jag brukar säga att det krävs viss intelligens för att förstå vikten av att äta östrogen. Jag märker direkt ifall kvinnor i medelåldern äter östrogen eller ej. De som avstår från östrogen tänker långsammare och minns sämre. Det är idiotiskt att östrogenets fördelar för psyket inte framhålls mer i debatten. Östrogenet gör en klarare i skallen.

Eller som professor Axel Ingelman-Sundberg skriver i en arti-

”Vill patienten inte ha fler barn eller är hon så gammal att hon inte längre har någon utsikt att få barn är det fördelaktigt att ta bort den. Fördelen med att ta bort livmodern är att man därigenom avlägsnar en cancerrisk. En kvinna utan livmoder är också i en gynnsam situation när det gäller hormonbehandlingar. Hon behöver inte ha obehaget att ha blödningar upp till hög ålder som följd av behandlingen.”

Mirjam Furuhjelm i *Klimakterieproblem*

kel han tillsände *Läkartidningen* hösten 2002 och som han ger mig i handen när pratstunden är över och jag ska gå:

> ”En sak som ofta försummas i studier över östrogenet är dess påverkan på psyket. Särskilt gäller det intellektuella kvinnor. En av våra mest framstående journalister på 1960-talet tappade i klimakteriet helt förmågan att skriva och blev deprimerad. Sedan hon fått östrogen blommade hon snabbt upp och blev en av de stora dagstidningarnas korrespondent i Paris. En av Mirjam Furuhjelms patienter, en mycket känd författarinna, kunde ej skriva mera efter sin nionde bok. Sedan hon fick östrogen har hon publicerat ytterligare nio utmärkta böcker.”

Frågan är om någon annan enskild person haft ett sådant inflytande på den svenska diskussionen om östrogen som just gynekologen Mirjam Furuhjelm. När jag inför mötet med henne sitter i arkiven och studerar vad som skrivits, finner jag gott om motstridiga känslor, motstridiga forskningsresultat samt ett antal skeptiker bland Furuhjelms samtida läkarkolleger. Inte minst finner jag en mängd intervjuade kvinnor, vars personliga erfarenheter mest av allt tyder på att sanningen om hur kvinnor i klimakteriet mår svänger våldsamt med tidsandan. Ligger östrogenbehandling i tiden, mår de intervjuade kvinnorna bra av östrogen. Ligger östrogenbehandling *inte* i tiden, mår de intervjuade dåligt.

Professor Mirjam Furuhjelm står dock hela tiden fast vid sin åsikt att östrogenbehandling är en välsignelse. Av tidningsklippen att döma har hon aldrig tvekat när hon väl bestämde sig. Hon har heller aldrig tvekat att stå upp för sin åsikt offentligt, sedan har tidsandan fått vara som den vill.

I ett snart femtio år gammalt klipp ur *Dagens Nyheter*, i en nyhetsartikel från en debatt som hölls i Uppsala 1955, plläderar socialdemokratiska riksdagsledamoten Inga Thorsson för fria aborter. De flesta kvinnor som ansökte om abort vid denna tid hade fött flera barn. Uppemot en tredjedel hade enligt den tidens statistik fött fyra barn eller fler, men det skulle ändå ta ytterligare tjugo år innan tiden var mogen för en lagändring och aborterna i Sverige släpptes fria fram till tolfte veckan, den regel som gäller ännu. 1955 var det radikalt att tycka att en kvinna helt enkelt skulle få göra abort om hon ville, särskilt på sociala grunder.

I det gulnade klippet redogör skribenten, med hjälp av en rad upprörda parenteser, för docent Mirjam Furuhjelms rakt motsatta åsikt i ämnet:

> ”Att det finns fall där regeln om moderns liv före fostrets bör följas, förnekade inte docent Furuhjelm, men påpekade att en barnsäng också kan utgöra en hälsokur för en utsliten kvinna (auditoriet gapade igen) och att en kvinna mår biologiskt bättre för varje barn hon får upp till åtta stycken (nu kunde auditoriet inte gapa större).”

Jag kommer att tänka på det klippet när jag träffar Mirjam Furuhjelm fyrtioåtta år senare. Om aborter talar vi inte mycket, vi håller oss till östrogenet. Men envetenheten, den starka övertygelsen och böjelsen för kraftfulla liknelser är sig lik. Hon är en formidabel kvinna även när hon närmar sig de hundra. Hon har lika starka åsikter om samtiden som hon hade under sin mer verksamma tid.

– Kvinnor som föder i dag har tur om de får stanna på sjukhuset i fem timmar efter förlossningen. Det är hemskt. Det är fel att de ska hem innan de ens har känt av sin post partumdepression på tredje dygnet. Det är ingen slump att den kommer då. Just då står östrogenhalten i blodet som lägst.

Du menar att redjedags-depressionen kan hävas med östrogen?

– Det finns inget som hindrar.

Mirjam Furuhjelm anser också att det görs för många kejsarsnitt nuförtiden:

– Kvinnorna får bara ont efteråt i stället för före förlossningen. Å andra sidan gör det inte så mycket om kvinnor får kejsarsnitt i vår tid, för de föder sällan mer än två barn. Ärrbildningen hinner inte bli ett problem.

Furuhjelms berättelser om de tidiga, svenska hormonexperimenten, hur man sprutade in testosteron på kastrerade tuppar för att se om och när kammen reste sig på dem, är fantastiska minnen ur 1900-talets medicinska försökskultur. Även hennes erfarenheter av att vara rätt ensam kvinna i ett på den tiden synnerligen manligt läkaretablissemang bär vittnesmål om en annan kvinnoverklighet. När Mirjam Furuhjelm promoverades den 30 maj 1940, var hon den andra svenska kvinnan som fick medicinsk doktorsgrad efter Nanna Swartz:

– Att vara läkare och kvinna på den tiden var detsamma som att vara motarbetad jämt. Jag hade sett läkaren Nanna Swartz promoveras iförd vid svart kjol och en jacka som såg ut som en frack. Hon såg ut som en karl. Jag tycker inte att man ska ge upp sitt kön, så jag lät sy mig en lång vit klänning. Jag var den enda kvinnan bland alla männen, en vit prick i allt det svarta.

”Östrogent hormon påverkar klimakteriska besvär lika adekvat som C-vitamin påverkar skörbjugg. Ingen läkare skulle väl vägra ordinera läsglas åt en person som genom åldersförändringar i linsen förlorat sitt närseende. Det förefaller precis lika logiskt att i analogi med att man ordinerar läsglas åt äldre personer, man också skriver ut östrogent hormon till en person som lider brist därav.”

Mirjam Furuhjelm i *Klimakterieproblem*

Hur var det för kvinnor i klimakteriet före östrogenet?

– Jag vet inte. Jag har skrivit ut östrogen till mina patienter så länge jag har varit kvinnoläkare. Men klimakteriet var ingenting man pratade om. Att hormonerna kunde ersättas var det inte tal om, för man visste inte att hormonerna fanns. Så snart man visste, tyckte jag att det var självklart att kvinnor skulle ha hormonbehandling när äggstockarna slutade fungera.

Det slår mig att hon låter som om det gäller att hålla skafferiet väl fyllt. Östrogenproduktionen upphör inte vid femtio, den minskar gradvis för att till slut inte finnas alls. När hormonproduktionen helt upphört kallar Furuhjelm det för att kvinnan kommer i ett "östrogent bristtillstånd". I det läget ska ingen kvinna behöva hamna. Kvinnan bör då redan ha fyllt på sitt östrogenskafferi i många år och sedan aldrig sluta.

Ska kvinnor över femtio ha något mer?

– Tillför man kvinnor rätt mängd östrogen plus vissa exakt uträknade, mycket stora mängder C-vitamin, E-vitamin och B-vitamin samt, om de opererats, en liten dos testosteron, så mår kvinnor bra. De kallar det för amsagor, men det är sant. Man kan överdosera intaget av vitamin A och D, där ska man vara försiktig. Kosten innehåller mycket. När jag bor i Italien äter jag aldrig någon C-vitamin, men i Norden behövs C. Bortsett från att vitamin A och D kan lagra överskott i kroppen finns det ingen risk. Övriga eventuella överskott kissar kroppen ut.

När jag nämner att det har spolats så mycket östrogen och östrogenliknande ämnen förbi reningsverken att det går att avläsa halterna i Östersjön, fnyser hon.

– Vem skulle dricka vattnet i Östersjön? Varför skulle ett

ämne som kroppen själv producerat i fyrtio års tid plötsligt vara farligt?

Att lyssna till Mirjam Furuhjelm är som att lyssna till det optimistiska 1900-talet. Glädjen över de stora medicinska upptäckternas välsignelser är intakt. Aborterna skulle försvinna bara p-pillret släpptes fritt. Kvinnors förnedrande medelålderssymptom skulle upphöra med östrogenbehandling. Kvinnorna skulle fortsätta att lyssna till experterna, det vill säga läkarna och forskarna. Baksmällan har inte kommit.

Mirjam Furuhjelm har i många intervjuer satt likhetstecken mellan insulinbrist, brist på C-vitamin och östrogenbrist, vilket var vanligt bland läkare i hennes generation under sjuttiotalet:

– Producerar kroppen inte insulin, heter sjukdomen diabetes. Utan C-vitamin utvecklar kroppen en sjukdom som heter skörbjugg. Slutar en körtel att producera östrogen, börjar kroppen sin resa in i seniliteten. Det är lika rimligt att gynekologen ger en medelålders kvinna östrogen som det är att optikern föreslår läsglasögon.

För denna sin åsikt har Mirjam Furuhjelm kämpat ett helt läkarliv. Läser man hennes böcker och de många intervjuerna med henne är det påfallande hur engagerad hon är i kvinnors hälsa och kvinnors samhällsstatus. Hon minns när hon skickades till en läkarkongress i Wien för länge sedan.

– Jag blev helt nerskälld.

Mirjam Furuhjelm minns dock även en läkarkongress i Sidney, Australien, 1996. Där, berättar hon, fick hon äntligen gehör för tanken att kvinnor ska äta östrogen från det de fyller femtio tills de dör.

– Det finns nackdelar med östrogenet, men fördelarna överväger alltid.

LISA, 60

Lisa kom tidigt i klimakteriet och började känna av nattliga svettningar redan i fyrtiofemårsåldern. Sedan hon fått östrogen upphörde besvären och hon fortsatte med behandlingen:

"På den tiden var det inte självklart att man kombinerade östrogenet med gulkroppshormon för att framkalla en blödning. Så jag åt bara östrogen. Sedan fick jag förfärligt ont. Det visade sig att livmoderslemhinnan hade byggts upp vartefter och blivit förtjockad."

Lisa genomgick en besvärlig skrapning som hon upplevde som mycket smärtsam. Hon ville absolut inte fortsätta med östrogenbehandlingen och på så vis riskera att vara med om något liknande igen. Läkaren föreslog ett kombinationspreparat, men Lisa tackade nej. När svettningarna återkom gick hon till hälskokostaffären och frågade efter något som kunde hjälpa:

"De rådde mig att pröva ett tyskt preparat som utvinns ur någon växt, jag minns inte vad den hette. Inte vet jag vad det var. Värmevågorna försvann inte, men de kom mer sällan. Det kändes mer som om jag rodnade."

Och nu?

"Hela den där perioden är över. Det är skönt att inte behöva tänka på hormonerna längre."

KAPITEL 12

I vilket jag är fullständigt utled på att se kvinnliga underliv i genomskärning. Samt på att det generaliseras något hejdlöst kring medelålders kvinnors sexualitet.

Den kärvare sortens böcker om kvinnohälsa inleds ofta med ett underliv i genomskärning. Mer insmickrande böcker börjar snarare med en bild av livmodern samt äggstockarna utformade som gigantiska, ormande orkidéer och slutar gärna med några kapitel som handlar om ansiktslyft, behandlingar med frätande AHA-syror, nyttan av att motionera minst tre gånger mer än man gör, rekommendationer om en dos inte alltför krävande navelskåderi plus en annan sorts mat.

Jag har fått nog av genomskurna underliv.

Vid fyllda femtio har jag fått min beskärda del av livmödrar i genomskärning, tack så mycket. Jag har hunnit skaffa mig en skaplig aning om hur jag är byggd. Det är en sak att betrakta livmodern i genomskärning när den snart ska växa från päronstorlek till ett format som rymmer en sparkande fyrakilos baby och man undrar hur ens tarmar och magsäck i hela friden ska få plats – för att inte tala om hur ängsligt det känns att babyn ska ut – men att se livmodern i genomskärning i ett skede när äggstockarnas verksamhet snart nått noll?

Bespara mig detta. Jag är mer intresserad av att se själen i genomskärning. Där händer det fascinerande saker. Ingen enda bok om kvinnohälsa har visat mig min hjärna i genomskärning, trots att dess kaotiska tankevärld har tagit mig ett halvt liv att få ordning på.

Under mina graviditeter tog livmodern all uppmärksamhet. Jag minns känslan, folk som tog sig friheten att klappa en på magen och tala till en som vore man debil:

”Och hur mår den lilla mamman då?”

En gravid kvinna ses i första hand som behållare för nästa människa, än så länge okänd. En reduktion utan like. Befogad, nödvändig, begriplig och om man är på det humöret lite gullig, dock icke desto mindre en reduktion.

Förlossningar däremot, sådana är utvecklande. De tillåter en att växa som människa på alla tänkbara plan.

Jag gillade verkligen att föda. Förlossningarna var grandiosa tillställningar med ännu mer magnifika slut och jag kunde aldrig veta vad jag skulle få vara med om. Varje förlossning hade sitt unika förlopp. Min livmoder har skött sig utmärkt, men livmodern kunde vad den skulle kunna redan från början och det den inte kunde, skötte hormonerna om. Hormonerna har också varit lysande kamrater, men poängen är att jag inte har utvecklat dem heller. Det är hormonernas hantering av min kropp som i stället har bidragit till att utveckla mig. Har hormonerna skött sig själva så här långt, kan de gott få ta hand om ruljansen även i fortsättningen. Jag har den största respekt för min hormonbalans, den vet precis vad den håller på med.

Om man helt och hållet ser sig som ett redskap för reproduktion, blir klimakteriet möjligen en tragedi. Jag skriver möjligen – för den kvinna som fött så många barn att hon blivit mätt, kan det rimligen inte vara en tragedi att hon inte ska föda mer, och för den kvinna som i stället ägnat större delen av sitt fertila liv åt att se till att hon *inte* ska bli med barn, kan det väl heller inte ses som en tragedi att slippa p-pillren i fortsättningen? Eller?

Jag är säker på att det kan det visst. Vad beträffar kvinnor i klimakteriet finns alla möjligheter. Människor är irrationella varelser, särskilt när det gäller reproduktion av gener.

Efter att ha plöjt några hyllmeter böcker om kvinnohälsa vill jag hävda att vår tid är löjligt översexualiserad. Jag finner det svårt att fatta varför böcker om medelålders kvinnor så ofta inleds med en biologilektion. Är det inte dags att låta dem bli mer än sina underliv? Om viktorianerna med sin behändiga kombination av moral och dubbelmoral ter sig lustiga och obegripliga så här hundrafemtio år senare, hur ska då inte vår tid se ut i backspegeln?

I vår tids böcker om kvinnohälsa förväntas kvinnan för död och pina vilja vara våt, villig och varm, även när hon är fyllda sextiosju. Det är groteskt hur ofta ett växande trädgårdsintresse på fullt allvar tolkas som en vilja att se spirande liv omkring sig när den egna fruktsamheten går i stå. Om kvinnor förr i världen inte förmodades ha något sexliv alls, förmodas de nu med lika stor emfas antingen ha eller åtminstone vilja ha ett antal orgasmer per dygn. Oavsett kynne, oavsett ålder. I det här sammanhanget vill jag irriterat peka på en attityd som finns speglad i litteraturen: Om en medelålders kvinna är ointresserad av sex, är det säkert något fel på hennes hormoner. En brist som bör rättas till. Men om en medelålders man är ointresserad av sex, är det säkert något fel på hans fru. Förmodligen har hon brist på hormoner. Detta bör givetvis rättas till.

Och den medelålders kvinna som inte har någon partner – vilket ömkligt och fattigt ord, förresten – råds beskäftigt till regelbunden onani för att hålla sexualorganen i gång.

Den attityden finner jag odräglig.

Inte ens sina egna orgasmer förmodas man alltså ha någon som helst ordning på i fullvuxen ålder. Jag har levt ett rätt långt liv, har träffat några män, har fött samt fostrat ett antal barn och proppats full med mer eller mindre saklig underlivsinformation från skolgården och framåt, inklusive några jättekonstiga debatter på dagis och fritids om huruvida mysrummet borde vara upplyst eller ej. *Fortfarande* sitter det människor som anser att de bör tala om för mig vad jag ska göra med min klitoris och hur ofta.

Ta bort mig. Jag vill slippa de genomskurna livmödrarna, jag vill inte en enda gång till informeras om var klitoris sitter eller ser ut i blodfylld gestalt. Jag har aldrig haft minsta behov av att titta i spegeln hur mitt underliv ter sig, och jag tänker inte börja nu. Jag är helt nöjd med att veta hur det känns. Jag vill heller inte ha ett enda förnumstigt råd till om vilka krämer eller vagitorier som ska stoppas upp både här och där för att jag upp i nittiofyraårsåldern ska kunna avnjuta ett fullödigt sexliv.

Öppna vilken bok om klimakteriet som helst och de prudentliga råden och frejdiga åsikterna haglar över en:

> ”Kom ihåg att sexualiteten är en av våra fysiskt och psykiskt mest tillfredsställande uttrycksmöjligheter. Ett roligt och berikande sexliv kan hålla ett förhållande fritt från bitterhet, anklagelser, ilska och rädsla. Det är aldrig för sent.”

Eller:

> ”Kvinnans sexualitet står i sin fulla blom ungefär samtidigt som mannen upptäcker att han har en favoritstol.”

Eller:

> ”En undersökning som omfattade 55 000 personer och som genomfördes av Institutet för avancerade studier av den mänskliga sexualiteten i San Francisco, visade att människor som hade ett tillfredsställande sexliv var friskare och mer avspända än dem som inte var lika nöjda.”

Eller:

> ”Faktum är att efter sista menstruationen blir sexlivet bara bättre. Många kvinnor upplever ökad sexlust vid denna tid i livet eftersom testosteronhalten i blodet blir relativt sett högre när östrogenhalten sjunker.”

Eller:

> ”Sexlusten hos kvinnor kan påverkas negativt av lugnande medel, muskelavslappnande medel, antidepressiva medel, amfetaminer, vätskedrivande medel och hormoner.”

Eller:

> ”Dessa kvinnor delade en lycklig liten hemlighet. De hade haft sina bästa sexuella upplevelser under åren när de var mellan fyrtiofem och femtiofem.”

Eller:

> ”Ryktet om att kvinnor blir ’som galna’ efter östrogenbehandling är helt grundlöst.”

Eller:

> ”Jag känner till många fall där kvinnor, när de är några och fyrtio, efter många år av skenbart lyckliga äktenskap kastar sig över trädgårdsmästaren i ett sista hektiskt försök att nå ett slags lycka, eller om den möjligheten inte står dem till buds, börjar gå på jakt i barerna i grannskapet.”

Eller:

> ”Den femtioåriga kvinnan som inte kan tänka sig att leva utan man, har problem. En del kvinnor i den här åldern, de som har tur enligt min mening, förlorar allt intresse för sex. Andra blir som tonåringar. Jag har en god vän som efter tre veckor utan en man började stirra efter män på gatorna och längta efter att slicka dem på armarna.”

Eller:

> ”Mjuk massage av bröst, mage, lår och könsorgan kan kännas oerhört erotiskt och kan underlätta lubrikation. Slidan kan fuktas även på kvinnor i klimakteriet, men det kan ta längre tid. ”

Eller:

> ”En myt som vi definitivt kan avliva är att det sexuella intresset minskar vid klimakteriet.”

Eller:

> ”Vår undersökning tyder inte på att kvinnans sexuella intresse ökar under klimakteriet, tvärtom.”

Så där kan man hålla på. Hur länge som helst. Det enda som står klart när man läst femtioelva böcker och drittan forskningsstudier är att vad sex beträffar kan det vara både si och så med kvinnor i vad som omväxlande kallas den känsliga åldern och den farliga åldern. Det skulle inte förvåna mig ett endaste dugg om det vad sex beträffar kan vara både si och så med kvinnor i andra åldrar också. Eller, som det står apropå medelålders kvinnor i en av mina böcker:

”It is important to understand that there is no fixed pattern of change.” (Kom ihåg att det inte finns något generellt mönster för hur förändringen ter sig.)

Tanken slår en. Tänk om klimakteriet inte finns. Tänk om klimakteriet liknar puberteten, en annan skakig period i livet som i våra dagar antingen haussas till sjukdomens och behandlingens gräns eller hyllas som starten på ett nytt och friare liv. Hos en del individer innebär puberteten en fysiskt och psykiskt besvärlig omställning. Hos andra märks bara att de med tiden klarar sig allt bättre på egen hand. Tänk om det är likadant med klimakteriet. Det enda som finns är att ägglossningen i vederbörlig ordning påbörjas samt avslutas. Med allt övrigt som händer i tonårsflickor respektive medelålders kvinnor är det precis som i livet i stort. Vad som helst kan hända. Allt är möjligt.

Varför anses det naturligt med övergående hormonstormar i tonåren och onaturligt när kvinnan fyller femtio? Varför är den ena hormonomställningen ett utvecklingsstadium och den andra en bristsjukdom?

Läkaren Tore Hällström vid S:t Jörgens sjukhus i Göteborg, lanserade år 1978 tesen att klimakteriet är ett påhitt. Under arbetet med sin doktorsavhandling om hur kvinnor upplever klimakteriet i sexuellt och/eller psykiskt hänseende, intervjuade han under tio års tid 800 slumpvis utvalda kvinnor i åldrarna trettioåtta till femtiofyra år. Sedan sa han:

> ”Tanken om att kvinnor upplever en ökad sexlust i den här åldern måste betraktas som en myt.”

Vad hade han trott?

Med kvinnor i klimakteriet pågår ett lika tröttsamt generaliserande som med tonåringar. Det som gäller en eller några måste givetvis även gälla alla.

Doktor Hällström kom också fram till att kvinnor som hade psykiska problem i övergångsåldern hade varit psykiskt labila även tidigare. Generellt sett, konstaterade han, var de psykiska problemen faktiskt minst hos kvinnor en bit över femtio. Doktor Hällström ansåg det mer meningsfullt att betrakta kvinnors depressioner som depressioner, än att betrakta dem som klimakteriesymptom.

Numera tyder det mesta på att Hällström hade helt rätt, men då låg hans synpunkt inte i tiden. Robert A. Wilson, vars trovärdighet vid den här tiden stod på topp, hävdade:

> "Graden av de psykiska störningarna växlar kraftigt hos olika individer. Hos en del kvinnor yttrar de sig bara som en lätt tankspriddhet eller retlighet. Hos andra kan de växa till en så allvarlig neuros att den omöjliggör all anpassning till omgivningen. Många kvinnor genomlider övergångsåren med en slöhet och likgiltighet påminnande om en kossas, medan ett skrämmande stort antal tar sin tillflykt till alkohol, sömntabletter och ibland till och med självmord."

Och hemma i Sverige fick Hällström kritik:

> "Bara en man skulle kunna dra den egendomliga slutsatsen att kvinnans klimakterium inte existerar", röt Mirjam Furuhjelm i en intervju i *Expressen.*

Idag, långt senare, är det möjligt att än en gång se hur tidsandan präglar såväl frågor som undersökningsresultat. De enda kvinnor som fick vara med i Göteborgsundersökningen var gifta kvinnor eller kvinnor i stabila samboförhållanden. I den tidens forskning gjordes det nämligen skillnad på gifta kvinnors klimakterium och ogifta kvinnors. Ännu på sjuttiotalet ansågs klimakteriet komma tidigare hos gifta kvinnor än hos ogifta. Det låter konstigt nu, men är mindre konstigt om man samtidigt betänker inställningen att allt hos kvinnan, till och med hennes ägglossningar, länge utgått från hennes relation till en man.

Det finns undersökningar som visar att kvinnor mitt i livet grips av ökad benägenhet att lämna man och vuxna barn. Huruvida detta fenomen är en olycklig följd av östrogenbrist, som alltså bör åtgärdas, eller om det är ett lyckligt tecken på att kvinnan finner det rätt att unna sig mer tid på egen hand är givetvis en tolkningsfråga. På samma tvetydiga sätt är det i lite äldre böcker vanligt att östrogenbehandling anses tillrådlig eftersom kvinnor i klimakteriet antingen är ilskna eller ångestbenägna. Ingetdera är trevligt för maken:

> ”Man kan inte komma ifrån tanken att om hustrun skulle ha tagit hormontabletter som möjliggjort samlag och till och med gjort det trevligt, skulle dessa händelser aldrig ägt rum”, skriver Mirjam Furuhjelm, efter att ha berättat om en kvinna i klimakteriet vars make tvingades ta sin tillflykt till en annan kvinna.

Attityden var normal för sin tid. Kvinnan skulle förvisso östrogenbehandlas för sin egen skull. Slippa besvär, slippa fasorna det innebär att bli äldre. Men hon skulle otvivelaktigt också östrogenbehandlas för mannens skull. Han ville givetvis inte ha denna slöa kossa för ögonen, en halvdöd häst som dessutom blev fullständigt rasande då och då. Östrogenet ansågs bra för husfriden.

När Germaine Greer skrev sin *The Change* i början av nittiotalet tog hon i sin bistra kritik av den alltmer populära östrogenbehandlingen fasta på just detta att östrogenet skulle hålla kvinnorna lugna i en fas där de historiskt sett haft rätten att äntligen ta sig ton. Hennes förhärligande av det kvinnliga åldrandet och hennes påståenden om den visa häxfasen blev förhånat, särskilt i engelska medier som aldrig missar chansen att påpeka att Greer minsann inte fött barn och minsann inte ens lever med en man.

Drygt tio år senare tolkas denna medelålders kvinnliga vilja till större självständighet på ett annat sätt. Det utkommer just nu massor av böcker om hur man gör när man, givetvis på ett positivt sätt, finner sig själv mitt i livet, bryter upp från det gamla och röjer ny väg. Böckerna skrivs genomgående för en kvinnlig målgrupp och kvinnorna uppmanas ständigt förstå att det inte är så lätt för *honom.*

Men det är ju *hon* som beskrivs som en kliande, läckande, värkande figur med dåligt minne och ständig huvudvärk. Det är *hon* som i detta miserabla skick uppmanas att börja ett nytt liv.

Alla sanningar är möjliga i undersökningar om klimakteriet. Ju fler man läser, helst från olika tidsåldrar, desto mer inser man att det är stört omöjligt att generalisera.

MONIKA, 52

För tio år sedan, då Monika bodde i USA, läste hon en artikel som handlade om japanska kvinnor och klimakteriet:

"Det stod att i Japan var klimakteriebesvär så gott som okända. Skälet var att deras mat innehåller så mycket soja och grönsaker, betydligt mer grönsaker än den västerländska maten."

Påståendet gjorde intryck på Monika. Hon har alltid varit noga med vad hon äter och motionerar regelbundet. Nu började hon medvetet se till att få i sig mer sojaprodukter:

"Jag bytte ut den vanliga mjölken mot sojamjölk, jag började köpa tofu i stället för kött. Vartefter jag läste på om varför soja är bra, tog jag reda på vilka fler bönor och grönsaker som innehåller fytoöstrogener. Det blev en vana, jag tänkte inte ens på det. Till slut åt jag väl ungefär som en japan. Det har jag fortsatt med. Maten är god och jag mår bra av den."

Monika har inte haft en tanke på östrogenbehandling.

"Det skulle inte falla mig in. Alldeles för starka saker för mig. Det vore lika dumt som att skjuta ihjäl mygg med pistol."

KAPITEL 13

Här handlar det mycket om typiska kvinnokrämpor. Om sådana besvär som lindras bäst med värme, lite omsorg och, framför allt, betydligt mer lugn och ro.

Var och en som läser en bok om kvinnors hälsa inser att en aldrig så frisk kvinna styrs av sina galna hormoner.

Först är det mens. Kvinnor blir konstiga när de snart ska ha mens. Sedan blir de gravida. Kvinnor blir helt förändrade, faktiskt kan man tro att de inte är riktigt kloka när de är gravida. Därpå kommer bebisen. Kvinnor som ammar är inte tillräkneliga. Sedan är det premenstruella spänningar, PMS. Kvinnor med PMS är bindgalna. Sedan kommer klimakteriet. Kvinnor i klimakteriet vet man inte var man har, det stänker oavbrutet om dem. Antingen gråter de eller svettas floder.

Till slut är kvinnan gammal. Inte ett könshormon är längre ute och rör på sig i kvinnans kropp. Dessvärre rör sig inte själva kvinnan heller, för då slår benskörheten till.

Så är det att vara kvinna, om man ska tro litteraturen. Listorna över vad som kan hända i kvinnokroppen är långa som Rapunzels flätor. Att läsa böcker om kvinnohälsa är på så vis ett tveksamt nöje.

Ibland står det konstiga saker i böckerna man läser för att bättre begripa vad som händer i kroppen. I en bok läser jag att brösten ökar i storlek när unga kvinnor blir sexuellt upphetsade. Brösten kan bli tjugofem procent större, står det.

Är detta sant? Att brösten blir större, att vårtorna styvnar, det vet man väl. Att *känslan* kan vara att brösten växer, vet man väl också. För den upplevelsen krävs inte ens att man är ung. Men tjugofem procent?

Förmågan går förlorad när östrogenhalten sjunker, står det. Det låter som om det skulle kunna vara en lättnad för de drabbade.

Någon annanstans läser jag att hos den unga kvinnan vidgas slidan före samlag så att den ska kunna ta emot en erigerad penis. Förmågan minskar hos den äldre kvinnan, ”dock inte så mycket att det hindrar införande av erigerad penis”. Vari ligger i så fall problemet?

Alltid är det något. Kvinnor som har fött barn brukar få rådet att vara flitiga med knipövningarna. Dels för att undvika framfall, dels för att slidan inte ”ska kännas för stor”. Ingen sa ett ljud om att slidan skulle snörpas ihop med tiden, vad man än gjorde.

Det är en sjuhelvetes tur att män har sina hormoner under kontroll. Hur skulle det annars gå med jobbet och barnen och middagen och städningen och hockeyn och ridningen och gitarrlektionerna, för att inte tala om julklapparna, föräldramötena samt släktmiddagarna?

Jag är förtjust i ordet krämpor. Krämpa beskriver på ett utsökt vis hur det känns de dagar när man kliver ur sängen och inser att det trots allt finns en del som skiljer mellan den elvaåriga flickan och den medelålders kvinnan.

Förresten är det inte alltid jag kliver. Efter att i tur och ordning först ha fött samt sedan burit fyra fantastiska små tjockisar på höger höft, medan jag vispat, ringt, torkat, snutit, klappat, vevat, hyttat, donat, smekt och inte minst skrivit med vänsterhanden, har jag ådragit mig en bäckenförskjutning. Detta är en typisk krämpa. En kvinnokrämpa. En bäckenförskjutning yttrar sig som ont i ryggen. Något så *vansinnigt* ont i ryggen, det känns som om ryggen går av. Jag *skriker* om någon skulle få för sig att röra vid mig när det är som värst, och jag kliver inte alls ur sängen utan vältrar mig likt en smärre valross ner på golvet för att därpå häva mig upp på två relativt raka ben. Samtidigt som jag ser till att få med mig värmedynan.

Det finns två saker som är typiska för krämpor. Det ena är att värme hjälper. Det andra är att krämpor går över. Jag har inte ont i ryggen så ofta, särskilt inte sedan jag identifierat en sorts vridning som knäcker mig direkt. Så är det med krämpor. Man hittar sätt att undvika dem, dock blir de med tiden del av ens liv. Det är då man upptäcker glädjen i uttrycket "i alla fall".

I alla fall behöver jag inte läsglasögon, muttrar jag för mig själv medan jag virar sjalar runt ryggen för att hålla den varm.

Apropå hur skönt det är med värme, är det intressant att gå tillbaka till böckerna om kvinnohälsa som skrevs innan man visste att hormoner fanns:

> "Måttlighet i mat och dryck, kraftig kroppsrörelse och sysselsättning som intresserar är de bästa hjälpmedlen. Och så skall man ställa framför sig att obehagen går över. De kunna räcka mellan ett och två år, sedan är de borta", står det i *Kvinnohygien*, av Karolina Widerström, utgiven 1899 i sin första upplaga av sju.

”Kostinskränkning och gymnastik är melodin för kvinnor i övergångsåldern!” utbrister även Malcolm Tottie, i Kvinnans egen läkarbok, från 1956. Han fortsätter entusiastiskt:

> ”Alla kan inte komma fram till den sportiga, fjällvandrande och skidåkande typen, men alla kan ordna sin lilla stund i den ensamma kammaren med fettvalkar och påsar och knäböjningsstön och luftcyklingsflås.”

Det vanligaste rådet i de äldsta böckerna, förutom kroppsövningar, är annars att kvinnor i övergångsåldern ska ta det lite lugnare. Jag har tänkt en del på det, både i samband med den pågående förtjusningen inför spa-kulturen och i diskussionen kring vad som allt oftare kallas utmattningsdepressioner. Kvinnor som är i medelåldern i dag tar det inte särskilt lugnt. Snarare lägger de in överväxeln och kör sig själva hårdare än någonsin.

Hösten 2002, när debatten om de så kallade ohälsotalen drog igång på allvar, visade det sig för första gången någonsin att kvinnor var oftare sjukskrivna än män. Särskilt gällde detta kvinnor i åldrarna femtio till sextio. Vore det inte fortfarande så olämpligt att tala högt om klimakteriet, vore det väl inte helt otänkbart att tänka sig ett samband mellan sjukskrivningarna och hormonomställningen hos kvinnor födda på fyrtiotalet. Åtttiotalets superkvinnor, de första i världshistorien som skickligt jonglerat med yrkesarbete på heltid och familj, samtidigt som de fört indignerad pigdebatt, måste rimligen bli trötta någon gång. Till exempel när de förväntas göra dubbelt så mycket till samma lön som nybörjarna. Dessutom på sätt som ständigt nya managementkonsulter finner mer lämpliga.

Det är fullt möjligt att medelålders kvinnor sjukskriver sig därför att det inte passar dem att hålla samma tempo som när de var trettio. De har inte lust längre. De har bevisat klart. Det räcker nu.

Lägg ihop detta faktum med en ändrad attityd. Det är en *rätt* att vara sjukskriven och man har väl sett hur *andra* minsann gör. *Själv* har man inte varit sjukskriven *någon enda gång* och som man har *slitit.*

När det var på modet att dricka brunn, var det medelålders kvinnor som med förtjusning drog iväg månader i sträck för att få behandlingar med ånga, läggas i doftande varma bad samt unna sig allehanda in- och omläggningar. Lockelsen finns fortfarande, särskilt i medelåldern. Fladdrande ljuslågor, tystnad, viskande röster, lite klappande här och lite knådande där. Något sinnligt tilltalande som man visserligen får betala för, men som man å andra sidan inte behöver städa upp efter.

Jag gjorde en reportagebok om new age i Sverige. Den kom 1997, hette *Förunderligt och märkligt* och var en personligt hållen resa bland ömsom kloka, ömsom obehagliga människor samt några stycken riktiga knäppnötter. Jag fann snabbt att de som sökte sig till den här typen behandlingar och förklaringsmodeller till stor del var medelålders kvinnor. De var på jakt efter sig själva och sitt välbefinnande i första hand, stundom även efter ett annat liv.

Sedan dess har det gått fort. Hela begreppet new age har förpassats till skräpkammaren. Sådana behandlingar och massager som på sent nittiotal fortfarande tedde sig rätt förunderliga, har blivit rumsrena och flyttat in på spa-anläggningarna. Även tänkandet har blivit accepterat. Resan inåt ses inte längre som något konstigt, snarare som en väg mot ökad självkännedom. Uttryck som personlig utveckling, emotionell intelligens, magkänsla och intuition används utan att någon menande lyfter på ögonbrynen. Orden flöt omärkligt in i millennieskiftets vardag. Kvar i utmarkerna finns de verkliga månglarna, och sådana har alltid funnits. Vill man vara vänlig kan man väl säga att de säljer andlig placebo. De blandar vatten med ännu mera vatten och lyckas kränga även det. Dyrt.

Det som fanns i den kloka delen av new age, och som i vår slimmade tid kommit att bli alltmer sällsynt inom skolmedicinen och på vårdcentralerna, var en syn på människan som hel. Både kropp och själ, både inre och yttre, både sjuk och frisk. Min tro är att rätt många av de alldeles vanliga medelålders kvinnor som grep efter tarotkorten, betalade för aromaterapibehandlingarna, hängav sig åt den frigörande dansen och lät sig övertygas om värdet av reiki healing var ute efter att någon äntligen skulle se hela dem. Inte bara ryggen. Inte bara resultatet från provtagningarna. Inte bara ”bristen” på östrogen. Utan hela rasket – kroppen, själen, erfarenheterna, förvirringen, kärleken, framtiden och de nattliga svettningarna vars utmattande effekter kunde ta sig olika uttryck olika dagar. Även de mest utflippade terapeuterna hade något som sjukvården sällan kunde erbjuda, nämligen tid.

Sjukvården har under 1900-talet vant sig vid att ge medicin åt friska kvinnor. Först var det p-pillren. Friska kvinnor vande sig vid att medicinera dagligen. Sedan kom infertilitetsbehandlingarna. Friska kvinnor vande sig vid att medicinera när de inte fick barn. Klimakteriet blev också en sorts tillstånd att behandla med hormoner. Kvinnolivet har lanserats som en enda lång obalans. Allt kan medicineras. Det är inget att förundras över att kosttillskotten och naturpreparaten och lyckopillren och magsårspillren har strykande åtgång.

Den som i mötet med en hjälpsökande medelålders kvinna

väljer att koncentrera sig på äggstockarnas funktion missar det mesta. En kvinna som levt i ungefär femtio år är oerhört mycket mer än sina äggstockar. Det enda som doktorn behöver är likafullt personnumret: Jaså, 49 år och gråter, jamen, då petar vi förstås i henne lite östrogen.

Jag lovar. Bilden är mer komplicerad än så. Det heter ofta att numera äter var tredje medelålders svensk kvinna östrogen, tillåt mig tvivla. Att en kvinna får ett recept, betyder inte att hon går till apoteket. Att hon går till apoteket, betyder inte att hon stoppar i sig sin östrogen enligt bruksanvisningen. Rätt många provar, inväntar förväntansfullt livslyftet, men finner snart att det nog inte var östrogen som saknades. Dessvärre var det nog själva livet som hade en brist.

Stress har en tendens att framkalla mer besvär hos kvinnor i klimakteriet, det är en välkänd gammal sanning. Adrenalin är ett stresshormon. Det produceras i binjurebarken. Det är det hormon som sätter fart på hjärtat och manar till flykt. Men i binjurebarken produceras även en del östrogen. Ju mer adrenalin som binjurebarken producerar, desto mindre östrogen orkar den med att leverera. Då blir det som i tonåren. Svettiga händer, flammiga halsar och rodnande kinder är inget bekymmer så länge tonåringen är lugn och trygg med sig själv och sällskapet. På samma sätt blir vallningarna tätare och upplevs en svettning som mer plågsam av den kvinna som redan befinner sig i en stressad situation. Den som ligger på knä i rabatten tycker det är helt okej att bli lite varm i några minuter. Den som sitter i samtal med klienter, som leder ett styrelsemöte eller står framför en gymnasieklass när vallningen stiger genom kroppen, kan känna starkt behov av att raskt gräva hål i golvet och försvinna. För gott.

Av svår och långvarig stress kan vem som helst bli sjuk.

Dock är det aldrig en sjukdom att vara medelålders och kvinna. Att vara kvinna är över huvud taget inte en sjukdom, det är inte ens en avvikelse. Att sätta likhetstecken mellan äggstockarnas åldersbetingade, normalt minskande östrogenproduktion och bukspottkörtelns sjukligt betingade oförmåga att producera insulin är att förringa allvaret i situationen för den diabetessjuke. Den vars insulinproduktion upphör, kommer att dö. Den vars östrogenproduktion upphör, börjar eventuellt svettas.

Därmed tillbaka till krämporna.

En lång rad krämpor förknippas av tradition med klimakteriet. Det är dock alltmer ovisst huruvida de har med stigande ålder eller med sjunkande östrogennivå i blodet att göra: Dåligt humör, huvudvärk, hjärtklappning, ont i lederna, ont i ryggen, stelhet i kroppen, ledset hår, allmän trötthet, ont i knäna, ont i nacken, smådepressioner, förstoppning, ont i magen av viss mat, värk i händerna, särskilt när det är kallt, ont i fötterna när det ska bli snö. En känning åt ryggen. Vill inte sitta i drag. Går raskt in i rummet intill och blir stående som en idiot därför att man glömt vad man skulle göra där. Har någon sett mina glasögon?

Allt detta är krämpor. Rätt trista saker i och för sig, framför allt en massa symptom som förvärras å det gruvligaste om man inte är nöjd med sitt liv, om man aldrig är riktigt glad och om man inte känner att man har minsta kontroll över vad som händer.

Handlar en bok om kvinnan i medelåldern brukar den förutom en lista över de vanligaste krämporna även innehålla ett gråtmilt kapitel om hur livet ter sig när barnen flyttar hemifrån, mamma är gammal och sjuk, mannen kikar efter yngre och rundare kvinnostjärtar och på jobbet har det dykt upp en chef som är ungefär tio år yngre än en själv.

Yes. Så är det. Livet, livet.

Även det här gnölet är en sorts kvinnokrämpa. Varje livsfas har sitt speciella kvinnognöl.

Varför gnäller kvinnor? Småbarnen kräver sitt, dagen proppad från morgon till kväll, upp i ottan, lämna på dagis, leta efter vantar, fara till jobbet, jäkta på jobbet, eventuellt hinna slänga i sig lunch, sitta i möte, komma för sent till dagis, värma en fiskpinne, gräla på mannen, aldrig en minut för sig själv. Så där håller det på under den perioden av livet.

Men kvinnor gnölar jämt, i alla åldrar, bara över olika saker. När man hör kvinnor i medelåldern nostalgiskt prata om tiden när barnen var små, är det precis som om småbarnstiden tillbringades på en annan planet:

Tänk när barnen var små och man fick pussa på dem jämt och det var så gott när de kom om natten och ville sova i ens säng och man kunde göra plättar åt dem och så fick man veta vad de gjorde och vad deras kamrater hette, guuu, vad fint det var, och det var alltid stökigt hemma, men vad gjorde det, man kände ju att man *levde.*

En annan sak som medelålders kvinnor ofta tjatar om är att de har blivit ”osynliga”. Det finns kapitel om osynligheten i alla böcker om medelålders kvinnor. I tidningar också. I en artikel läser jag till och med att klimakteriebesvär är ”normala reaktioner när man som frisk, ivrig och från småbarnsbekymmer ledig kvinna möts av samhällets osynlighetsförklaring”.

Jamen, *så* vansinnigt begapad var man kanske inte förr heller? Först är det en lång period av ”varför ser männen oss bara som könsvarelser?” Senare i livet avlöses det klagoropet av ”varför ser de oss inte som könsvarelser?”

Det upprörda ”Varför kan man inte få gå i fred förbi en byggplats ens?” avlöses av ett bittert ”Varför blir man plötsligt osynlig?”

Är det inte lite kul att ha varit med om bådadera? Det är lite skönt att kunna röra sig i fred, fast det är klart att det också är häftigt att ha varit visslad efter. Nog måste fler än jag ha varit otroligt upptagen med att i massor av år tycka sig vara tjock, ha fel hår, ha en finne på hakan … samt med att titta på andra som alltid var snyggare.

Nu ska jag berätta om min väninna Britta som var ute på söndagspromenad med sin make och sin dotter. När de skulle korsa gatan vid ett övergångsställe var det en bilist som tutade på dem. Britta kollade förskräckt att det var grönt, och det var det, varpå hon beskäftigt ömsom hytte, ömsom pekade åt bilisten. Ser du inte att vi har grönt, va??

Dottern ryckte henne trött i armen. Mamma, det är mig han tutar efter.

Det finns annat i livet. Man kan gå på gympa, man kan börja feströka om man har lust – det tar ändå sådan tid att utveckla lungcancer att man säkert hinner dö av något annat dessförinnan – man kan gå på språkkurs, man kan ge sig ut och cykla, man kan äta lunch med väninnan, eller med en trevlig karl, han kommer inte ett ögonblick tro att man har avsikter. Man kan ordna middagar varje dag för det finns inte en enda medelålders kompis som inte gillar att bli bortbjuden. Man kan unna sig att tappa bort folk som man ändå inte har någon glädje av. Med karriären är det ändå kört, så det är ögonblicket som gills. Vem behöver en framtid?

Den vet man ändå inget om. Vid den här tiden i livet uppstår en sorts frihet, inte en brist. Fast bara för att man blir gammal blir man inte vis. Så lätt går det inte. Jag känner massor av kvinnor som inte är ett dugg visare än de var förr. De är sig lika, bara lite äldre, läsglasögon när vinlistan kommer fram, och så fler krämpor.

Vad gäller osynligheten är det bara att se över garderoben. Finns där någon skär peruk?

EVA, 54

Eva har ett yrke som kräver att hon finns på plats tidigt och hon har under årens lopp vant sig vid att även stoppa in ett arbetspass om kvällarna:

"Det började när barnen var små. Jag åkte hem ett tag på eftermiddagarna och lagade mat och var med barnen. Sedan fick min man ta över, och jag jobbade lite till. När barnen var stora slutade jag att åka hem. Jag bara fortsatte jobba en bit in på kvällen."

Det har gått bra. Alla har varit nöjda, Eva med. Problemen började för några år sedan när Eva fick svårt att sova. Hon kunde vakna mitt i natten och känna sig klarvaken fast hon var trött. Ofta lyckades hon inte somna om förrän fram emot morgonen och då skulle hon snart upp:

"Resultatet var att jag var trött jämt. Aldrig riktigt utsövd, aldrig riktigt utvilad. Jag hade ingen ork, så där som jag annars alltid haft."

Tanken slog henne att det kunde vara klimakteriet:

"Man läser ju listor över svettningar, depressioner och sådant, och det brukar stå sömnbesvär också."

Östrogenbehandling hjälpte. Eva sover numera ostörd. Hon arbetar som hon blivit van:

"Min tandläkare frågade senast om jag hade börjat med östrogen. Han sa att det kunde vara det som gjort att mitt tandkött börjat blöda så lätt. Om jag börjar känna av några värre biverkningar, får jag väl väga dem mot hur glåmig jag blev när jag inte kunde sova på nätterna."

KAPITEL 14

I vilket det framgår att det i Sverige som vanligt bara ryms en enda åsikt i taget. Detta gäller även åsikter om hormonbehandling av friska kvinnor, slaktdjur och allehanda idrottsmän.

Det skrämmande med att läsa tidningsklipp som handlar om östrogenbehandling är att man blir varse hur hej vilt opinionen svänger. Än hit, än dit.

I början var det forskarna som anklagade läkarna för skepsis inför den fantastiska östrogenbehandlingen. Därefter blev forskarna mer skeptiska. Då var det dags för läkarna. De började tycka att kvinnorna borde visa mindre skepsis och större tacksamhet. Under en period var det kvinnorna som anklagade läkarna för skepsis. Själva krävde de rätten till östrogen. Sedan var det återigen dags för forskarna. De lanserade ständigt nya undermedel som alla var bättre och på ett obestämt sätt *mycket mer pålitliga* än de som fanns i förrgår.

Just nu råder vaksamhet och viss förvirring. Rätt lite av det som sas om östrogen alldeles nyss tycks vara sant. Så nu ska kvinnorna bestämma själva.

Låt oss gå tillbaka i tiden en stund. Under ett antal decennier under 1900-talet var tongångarna vad gäller hormonbehandling generellt sett betydligt mer positiva än negativa. På den tiden gällde hormondebatten snarare idrottsmän, djur och p-pilleranvändare än kvinnor i klimakteriet. En bra bit in på sjuttiotalet ansågs djur och idrottsutövare på elitnivå må utomordentligt bra av hormontillskott. Att simmarflickor gavs hormoner som hjälpte dem att ta bort mensen så den inte skulle störa tävlingarna var snarare regel än undantag. 1966 var den stora frågan huruvida svenska idrottsmän skulle få använda hormoner. Det var det många som tyckte. Så sent som 1971 beslöt Internationella Olympiska Kommittén att *inte* svartlista Danabol, som är ett muskeluppbyggande hormonmedel.

När allt fler idrottsmän började vittna om våldstendenser och plågsamt ökad sexdrift samt om muskler som växte sig så stora att de slet sönder skelettet på dem, lugnade specialisterna. Sådant var struntprat. Sådant var inbillning.

Ännu 1996 fann två tyska forskare, Ludwig Wildt och Teresa Sir-Petermann vid universitetet i Erlanger-Nürnberg, anledning att utreda huruvida östrogenbehandling gjorde att kvinnorna såg yngre ut än sin verkliga ålder – vilket alltså ansågs vara positivt. Undersökningen skedde genom att en jury fick bedöma åldern på hundra kvinnor mellan trettiofem och femtiofem år. Resultatet redovisades prompt i den högt ansedda medicinska tidskriften *The Lancet*: Kvinnor med hög halt östrogen i blodet såg åtta år yngre ut än kvinnor som hade lägre östrogenhalt.

Vilket skulle bevisas. Var går undre gränsen för hur kul man kan ha som seriös forskare?

I början av sjuttiotalet kom de första allvarliga larmen om p-pillrens biverkningar. Samtidigt ifrågasattes då och då det rimliga i generell östrogenförskrivning till medelålders kvinnor. Östrogen hade dessvärre visat sig vara en dunderdrog på flera sätt. Alla var inte bra. Men 1973 var det bara en av tio av kvinnor i klimakteriet som fick östrogen i Sverige, så det var inte särskilt många som berördes av debatten. Östrogenruschen i Sverige dröjde till nittiotalet, då de vana p-pilleranvändarna kom i klimakteriet.

I backspegeln ter det sig ofattbart att man vågat och fortfarande vågar experimentera så djärvt med friska kvinnor. Man vet att vart och ett av kvinnokroppens organ, vart och ett på sitt vis, påverkas av könshormoner som östrogen och progesteron. Detta vet man sedan länge. Hur vågar man då hävda att verkan av extra doser östrogen generellt sett är positiv? Varför inte precis lika gärna generellt negativ?

Det mesta går för sig i kvinnohälsobranschen, ända tills det blir tydligt att, hoppsan, det gick visst inte så bra. För en del. Tyvärr. Lite spill måste man räkna med.

Vid sextiotalets slut, när entusiasmen över mirakelmedlet östrogen riktigt börjat blomstra, visste man fasansfullt lite om vad man höll på med för experiment. I Europa gick det långsammare. Men i USA, som alltid varit besatt av utseende och ungdom i kombination, gick det fort att lansera HRT, som östrogenersättningarna kallas på engelska. *Hormone Replacement Therapy*, hormonersättningsbehandling.

Det dröjde inte särskilt länge förrän kvinnoläkarna såg att endometrios blev en allt vanligare sjukdom hos kvinnor. Endometrios, sjuklig förändring av livmoderslemhinnan eller tillväxt av sådan vävnad utanför livmodern, är till skillnad från klimakteriet verkligen en sjukdom. Det östrogen som skulle göra den medelålders kvinnan yngre, friskare och mer besvärsfri än någonsin tillförne, gjorde henne stundom riktigt sjuk. Östrogenbehandlingarnas popularitet fick sig en allvarlig knäck när rapporterna om endometrios började dyka upp. Dock kom vederbörligen lugnande uttalanden. Ständigt samma sak, fördelarna var fler än nackdelarna.

Därefter kom preparaten där de syntetiska östrogenerna kompletterades med syntetiskt progesteron, så kallat gestagen. Därmed skulle allt vara gott och väl. I och med att gestagenet framkallade en blödning hos de östrogenbehandlade kvinnorna skulle fördelarna återigen överväga nackdelarna.

Hur visste läkarna det när de i själva verket inte visste något alls? Hur vågar de säga så i dag? Nu när de vet betydligt mer än då, vilket betyder att de *fortfarande* inte har hela bilden?

I dag är auktoritetstron svagare, men kvinnans inställning till sin kropp är oföränderligt lättsinnig och respektlös. På sextiotalet gjorde man som doktorn sa och ifrågasatte inte:

> ”Kvinnorna skall inte lyssna till vad beskäftiga medsystrar säger om underliga komplikationer. Jag går inte till urmakaren för att förklara för honom hur han ska reparera min klocka. Men på medicinens område blir det allt vanligare att folk, som är alldeles okunniga, yttrar sig om medicinska ting,” skriver Mirjam Furuhjelm i boken *Klimakterieproblem.*

De allra första försöken med östrogenbehandling gjordes på höns i ett försök att få hönsen att värpa flitigare. Försöken inleddes så snart hormonet östrogen första gången isolerats, det vill säga 1923. Läkaren Edward Doisy, som upptäckte östrogenet, hade då använt äggstockarna från tiotusentals suggor för att få fram några tusendels gram östrogen.

Tanken på att testa det nya spännande hormonet på kvinnor dröjde inte länge. Givetvis inte. År 1929 lyckades forskarna isolera östrogen ur gravida kvinnors urin, men läkarna i USA hade experimenterat redan dessförinnan. Bland annat hade de injicerat kvinnor med ett råextrakt av torkade äggstockar från får, vilket innebar att de dessförinnan friska kvinnorna fick utslag, blev illamående och fick huvudvärk. Det är intressant att biverkningarna av fårextrakten är exakt desamma som dagen biverkningar av syntetiskt framställt östrogen, vilket inte heller på den tiden sänkte entusiasmen.

1934 fick man fram progesteron ur äggstockar från svin. Så småningom fick dock östrogen utvunnet ur urin från dräktiga ston bli lösningen, så kallade konjugerade östrogener. Sådana används fortfarande flitigt, även om de inte längre är vanliga i Sverige. Professor Axel Ingelman-Sundberg konstaterar i den artikel han tillställde *Läkartidningen* så sent som hösten 2002 att preparatet framkallat reaktioner hos några av hans patienter som var allergiska mot häst. En annan absurditet i sammanhanget var en debatt i Kanada på nittiotalet, i vilken djurvänner rasade mot att dräktiga ston fick stå alldeles för trångt och dricka alldeles för lite vatten i syfte att framställa urin som innehöll extra höga halter östrogen.

Man kan tycka att upprördheten är en aning felriktad. Varför skulle det vara välgörande för friska kvinnor att få i sig östrogen som extraherats ur urin från törstiga och dräktiga hästar?

När p-pillren var nya fanns det teorier om att användning skulle kunna medföra att klimakteriet aldrig ens uppstod, eller i vilket fall sköts upp. Tanken var att eftersom p-pillren förhindrade ägglossning, skulle ägganlagen liksom sparas oanvända inne i äggstockarna. När kvinnan slutade med p-pillren skulle ägglossningen sätta i gång, dock uppskjuten till i femtioårsåldern eller så.

Så är det nu inte. Kvinnans fruktsamhetsperiod är över mitt i livet, vare sig hon tar hormoner eller ej. För östrogenförespråkarna var det lätt att vända på kuttingen: Att den medelålders kvinnan får menstruationsliknande blödningar vid östrogenbehandling, innebär inte att hon kan bli gravid! Visst är det fantastiskt!

Man visste inte *något* om verkan på sikt. Inte ett dugg.

Trots att biverkningarna envist dök upp, fortsatte oförtrutet samt trosvisst experimenten med hormonbehandling av friska kvinnor, från puberteten till graven. Det måste vara det största humanexperiment som någonsin genomförts. Fortfarande får skeptikerna alltid samma svar:

Jamen, det där var ju *den* tidens behandlingar. Nu har vi *helt* andra preparat, vi *vet* så mycket mer och har *betydligt* mer att välja på.

Samma ton används för att lugna kvinnor som tvekar inför östrogenbehandling, särskilt med tanke på att de dessförinnan ätit p-piller ett halvt liv:

Jamen, det är ju mycket *mindre* östrogen i de här tabletterna som ges i klimakteriet. P-piller innehåller *betydligt* högre doser.

Det var de pillren kvinnan åt nyss, då hennes egen östrogenproduktion var i full sving dessutom. Varför är det acceptabelt att ge kvinnor i fruktsam ålder stora doser östrogen om man samtidigt ska vara lugnad av att doserna är oerhört mycket lägre i klimakteriet?

Under p-pilleråren heter det i stället så här:

Jamen, det går inte att *jämföra* p-pillren på sextiotalet med dem som finns i dag. På den tiden innehöll de ju *betydligt* mer östrogen än de gör numera.

Så där håller det på. Det finns ingenting att vara rädd för, inte förrän biverkningarna dyker upp:

Jamen, har du haft cancer/blodpropp/hjärtbesvär/myom ...? Då ska du *absolut* inte äta östrogen.

Det är andra tider nu när millennieskiftet passerats. Kvinnor sätter allt oftare på sig läsglasögonen för att kunna se ordentligt när de ammar bebisen. Sena födslar skjuter inte upp klimakteriet, om någon trodde det, och kvinnor som blir gravida kan mycket väl vara i klimakteriet redan. Just nu anses äggdonationer vara mer spännande hormonforskning än den alltmer motsägelsefulla östrogenbehandlingen av kvinnor som inte har en tanke på att föda fler barn.

Det vår tids kvinnor är med om har forna generationer inte ens kunnat drömma om. Frågorna som ställs i dag har inga bra svar, eftersom ingen har haft anledning att ställa dem förr. Sitta och amma med svetten droppande? Eller sitta och amma med östrogenplåster på? Bli gravid medan man äter östrogen? Eftersom doserna är lägre än i p-piller, varför inte? Om man inte behöver vara orolig över hormondoserna i östrogenpiller, eftersom de är lägre än i p-piller, ska man ändå vara orolig för bebisen?

Själv minns jag chocken när jag tog katten till veterinären för att sterilisera henne sedan hon fått ungar och diat dem färdigt. Jag tyckte plötsligt synd om katten som skulle opereras och sa till veterinären att det kanske vore lika bra att ge henne p-piller. Veterinären sa absolut nej. Operation var att föredra:

> ”P-pillren ger mycket hög frekvens av juvercancer.”

Jag frös av obehag. Om detta är en självklar sanning för djur. Även om nu östrogendosen för en liten katt är väl tilltagen och även om kattens livstid är kort, varför tog det i alla fall så lång tid innan man erkände det i dag gång på gång konstaterade sambandet mellan östrogenbehandling och bröstcancer hos kvinnor? Varför heter det ursäktande i litteraturen att bröstcancern som är en följd av östrogenbehandling är ”mer lättbehandlad” och ”något mindre malign”? Hur är det möjligt att godta den inställningen? Återigen, varför och för vem är det egentligen så viktigt att kvinnor inte ska vara ”rädda för östrogen”?

Att sjuka människor accepterar läkemedelsbiverkningar därför att de trots allt blir botade eller mer symptomfria är en sak. Men hur rimligt är det att friska kvinnor utvecklar bröstcancer, om än ”mer lättbehandlad”, till följd av en behandling som inte är nödvändig?

Jag upprepar. Klimakteriet är inte en sjukdom. Inte heller är det ett sjukdomstillstånd att vara fertil.

Läkaren Sven Britton skrev 1977 en kolumn i *Dagens Nyheter* i vilken han ifrågasatte östrogenbehandling under och efter klimakteriet. Han menade att en hel del av de symptom som förklarades med minskande östrogenproduktion i själva verket hade andra förklaringar. Han sa att riskerna med hormonbehandling måste vägas noga mot de högst eventuella fördelarna.

Att klimakteriet är en mer sammansatt process än att mer eller mindre östrogen flyter runt i blodbanorna är tjugofem år senare en åsikt som delas av de flesta. I en kommentar till ”en hemskt massa brev och telefonpåringningar”, skriver Britton, den 30 april 1977, att ”så gott som alla har varit starkt kritiska mot mina åsikter”. Men, tillägger han:

> ”Att sockerpiller har en otvetydig effekt på många klimakteriebesvär – liksom de har det mot huvudvärk, ångest, hjärtklappning, myrkrypningar etc. – innebär väl för guds skull ingen nedskrivning av besvären utan

antyder endast en tilltro till den medicinska häxkonsten som borde kunna ersättas med andra åtgärder."

Sjuttiotalet är de svartvita debatternas årtionde. Den som inte har rätt, måste ha fel. Samma år som Britton antyder att medelålders kvinnor kan leva ett skapligt liv utan extra hormoner, diskuterar tidskriften *Nordisk Medicin* möjligheten att östrogenbehandla samtliga kvinnor i klimakteriet. Fem miljoner kvinnor i Norden som tillsammans skulle äta östrogen för miljarder:

> "Vi har i många år haft möjlighet att behandla klimakteriebesvär och vår kunskap om de medikamentella möjligheterna har ständigt ökat de senaste fem till tio åren. Mot bakgrund av detta är behandling av kvinnan berättigad. Troligen är det en etisk förpliktelse."

Samma år skriver signaturen "Klimakteriet" till gynekologen Percy Liedholms rådgivningsspalt i *Expressen* och tycker att hon vid fyrtiosju års ålder och efter ett års hormonbehandling inte riktigt känner igen sig själv. Biverkningarna oroar henne, hon har tidigare "haft en otrolig energi, som dock minskat kolossalt".

Här är svaret från gynekologen:

> "Effekten av de hormoner ni får torde vara övervägande positiv. Att energin försvunnit kan ha andra orsaker. Hur länge hormonbehandling mot övergångsbesvär kan pågå är en fråga som diskuterats. Tio år eller mer är de flesta ense om."

1977 är *Expressens* upplaga som störst och tidningens inflytande på topp i den svenska debatten. Dag efter dag bidrar nyhetsflödet till att bekräfta att *förr* var det så som framgår av *Nordisk Familjebok* från 1884:

> ”Klimakteriska år är den tid i quinnans lif då menstruation och konceptionsförmåga upphöra och hon öfvergår till gumma.”

Nu, 1977 alltså, är klimakteriet i stället att se som ett ”syndrom”, det vill säga en samling sjukdomssymptom av typen svettningar, kramper, neurotiska beteenden, migränliknande huvudvärk. Diagnos: Klimakteriet. Behandling: Östrogen.

Östrogenet är användbart i sjuttiotalsdebatten. Samtidigt som östrogenet allt oftare beskrivs som ett nödvändigt läkemedel, likställt med insulin eller sköldkörtelhormon, är behandling med östrogen inte märkvärdigare än ”att färga håret eller att sätta på lite läppstift”. Samtidigt som östrogen bör ges till kvinnor livet ut, ”särskilt till intellektuella kvinnor i yrkeskarriären”, påstås klimakteriebesvären särskilt drabba kvinnan som är ”en klängranka” eller som ”lever osjälvständigt”.

Det är som att sjuttiotalet passar på att samtidigt bedriva jakt på hemmafruar och trycka på med propaganda för östrogen. Medelålders kvinnor som börjar studera intygar att ”de känner sig som unga studentskor”. Medelålders kvinnor som inte alls börjar studera får veta att ”depressioner och andra nervösa besvär hänger ihop med kvinnans situation”:

> ”Om hon varit hemma med barnen och inte skaffat sig något jobb, känner hon sig förstås ledsen och deprimerad.”

De allra mest radikala ”tar sitt lilla hormonpiller varje dag tillsammans med p-pillret”. Skälet är att östrogenet påstås bidra till att ”man skjuter upp klimakteriet, att åldrandet fördröjs”. Propagandan fungerar. Sanningshalten i uttalandena är tveksam, men droppen urholkar stenen.

Den friska medelålders kvinnan börjar gradvis betraktas som alltmer nödvändig att behandla. Nyss var hon rimligen rätt lättad, inga fler barn, inga fler menstruationer, hej och hå. Nu görs hon till patient, en stackare som sörjer sina ofödda barn och helst döljer att hon inte blöder längre.

1981 redovisas en svensk långtidsstudie på tvåhundra friska kvinnor födda 1929, kvinnor som alltså varit i klimakteriet under tiden som studien pågått och som inte behandlats med hormoner. Fyra läkare vid Malmö Allmänna Sjukhus konstaterar att ”de här kvinnorna är förbluffande friska”. Läkarna är så förbluffade att de ”fruktar att många kvinnor slentrianmässigt får för höga doser östrogen”. De säger bekymrat att kvinnor ”oroar sig för klimakteriet år i förväg”.

Undra på det.

Någon gång under åttiotalets lopp tvingas östrogenförespråkarna byta taktik. Larmen kring östrogenförskrivningen har blivit väl många, tveksamheten stiger, allt fler kvinnor har personliga erfarenheter av östrogenbehandling. Inte minst säger sig kvinnorna i undersökning efter undersökning inte alls vara särskilt besvärade av klimakteriet. De flesta mår prima.

Det är nu som östrogenet plötsligt påstås kunna förebygga benskörhet. Som östrogenet påstås motverka framtida problem med hjärta och kärl och ”förmodligen snarare ger ett skydd mot bröstcancer än orsakar cancer”. Allt oftare hävdas att ”om kvinnor i klimakteriet får ett tillskott av östrogen och äter det under lång tid, så löper de mindre risk att insjukna i

Alzheimers sjukdom". Det senaste citatet är hämtat ur *Dagens Nyheter* i augusti 1996, som i sin tur hämtat det ur den brittiska läkartidskriften *The Lancet*.

Östrogenet är som nytt. Det är nu inte längre i första hand ett ungdomselixir, den påstådda rynkfriheten framhävs inte lika ofta. Inte heller är östrogenet avsett att rädda husfriden eller vara ett medel att ta till ifall kvinnor blir som galna och börjar slänga sig över trädgårdsmästaren. Östrogen är från åttiotalets mitt och framåt ett preparat som räddar kvinnan från skelettets totala sammanbrott, från död, cancer, slaganfall och demens.

Under nittiotalet stiger östrogenförskrivningen snabbt i Sverige. Undra på det, vill man åter utbrista.

Dock är det något besynnerligt i det som händer. Svenska kvinnor lever längre än någonsin, är friskare än någonsin och är yrkesverksamma i högre grad än alla andra kvinnor i världen, i alla åldrar. Samtidigt är svenska kvinnor mer sjukskrivna än de någonsin har varit och äter mer läkemedel än de någonsin gjort.

Detta finner jag intressant.

KARLA, 49

Karla trodde att hon fått reumatism. Särskilt fingerlederna gjorde ont. Yttersta lillfingerleden svullnade, och svullnaden ville inte gå bort:

"En annan sak som var konstig var att det kunde göra väldigt ont under fötterna. Jag kände mig som min egen mamma. Jag kommer ihåg hur hon stånkade på morgnarna innan hon fått igång kroppen."

Karla läste i en bok att det inte är ovanligt med smärtor i lederna under klimakteriet. Hon ville inte äta östrogen:

"Det var en lättnad att få en förklaring till att det gjorde ont i fingrarna. Men hormoner vore väl att ta i. Jag ville aldrig ha p-piller heller. Det verkar så onaturligt, tycker jag. Jag brukade också tänka att vore p-pillren till nytta, skulle de ha skapats för män."

KAPITEL 15

I vilket det handlar om den stora amerikanska undersökningen av kvinnor som behandlades med östrogen och progesteron och som avbröts i förtid sommaren 2002. Att ett preparat finns, betyder inte självklart att det ska användas.

Sommaren 2002, i den soliga och varma semestermånaden juli, avbröt amerikanska forskare den största blindstudien någonsin av friska kvinnor som behandlas eller inte behandlas med östrogen och gulkroppshormon i och efter klimakteriet. Studien var en del av det stora forskningsprojektet WHI, Women´s Health Initiative, som startade på nittiotalet med stöd av den amerikanska regeringen. Syftet med WHI är att förebygga cancer, hjärt- och kärlsjukdomar samt benskörhet hos medelålders och äldre kvinnor, sjukdomar som tenderar att bli allt vanligare, inte bara i USA utan i hela Västerlandet.

Hela undersökningen omfattar 160 000 friska kvinnor. Den sönderfaller i tre delar, varav östrogen/gulkroppshormonstudien är en. De övriga två, kvinnor som får eller inte får fettreducerad kost och kvinnor som får eller inte får kosttillskott av vitamin D plus kalcium, har inte avbrutits. Det har inte heller studier av kvinnor som genomgått hysterektomi och alltså äter enbart östrogen.

Planen var att hälften av cirka sjuttontusen slumpvis utvalda, amerikanska, friska kvinnor i åldrarna femtio till sjuttionio år skulle behandlas med kombinationspreparat som innehöll östrogen och gulkroppshormon i åtta–nio år. Andra hälften skulle få placebo, tabletter utan verkan, lika länge. Experimentet hade pågått i fem år när det avbröts.

Skälet?

Det ansågs inte etiskt försvarbart att fortsätta experimentet. Detta låter lätt bisarrt med tanke på att experimentet med att östrogenbehandla friska kvinnor onekligen pågått sedan trettiotalet – ett faktum som av östrogenförespråkarna dessutom ofta framhålls som ett plus i sammanhanget. Men, som svenska Läkemedelsverket framhåller efter ett snabbinkallat möte med EU:s arbetsgrupp för läkemedelssäkerhetsfrågor, i syfte att omedelbart få fram nya rekommendationer sedan den amerikanska studien avbrutits:

> ”Risken för hjärtinfarkt befanns vara ökad bland kvinnor som tagit denna typ av HRT jämfört med placebo, redan efter första behandlingsåret. Risken för bröstcancer ökade gradvis med tiden som behandlingen pågick.”

Tanken med den stora amerikanska långtidsstudien, som internationellt betecknats som ”den bästa hittills i sitt slag”, var att en gång för alla visa att östrogenbehandling verkligen skyddade kvinnor mot sjukdomar i hjärta och kärl. Under lång tid har detta allmänt förmodats och gång på gång hävdats som sanning. Det finns undersökningar som visar att det är så, det finns även undersökningar som visar att det är precis tvärtom. I de flesta böcker, även de allra nyaste om kvinnors hälsa, står det vanligen att östrogenbehandling skyddar mot sjukdomar i hjärta och kärl.

När Socialstyrelsens expertgrupp gav ut sin sammanfattande *Behandling med östrogen*, år 1996, vågade man inte låta riktigt så tvärsäker. "Vissa studier" visade att östrogenbehandling minskar risken för kranskärlsjukdomar, hette det. Socialstyrelsen ansåg inte att det fanns belägg för att redan hjärtsjuka kvinnor skulle bli sämre av östrogenbehandling, men:

> "Data som antyder att kranskärlsjukdomen skulle förbättras med hjälp av östrogenbehandling, måste ytterligare valideras."

Förhoppningen var alltså inte bara att de läkare som ansett att östrogenbehandling var bra för hjärtat på lång sikt, skulle få rätt. Förhoppningen var att redan hjärtsjuka kvinnor skulle kunna bli lite friskare med hjälp av östrogen. Hjärtinfarkt är numera, som Socialstyrelsen uttrycker det, "dominerande dödsorsak" bland kvinnor i medelåldern och över. En förklaring till att kvinnor numera drabbas oftare av hjärt-kärlsjukdomar som hjärtinfarkt, blodpropp och stroke har varit att kvinnor allt oftare lever som män i karriären traditionellt gjort. De stressar, röker, brukar alkohol, äter fel och sitter stilla mer än vad som är nyttigt. Den andra förklaringen till de allt fler hjärtinfarkterna bland kvinnor har varit sjunkande östrogennivåer i klimakteriet. Mindre östrogen har förmodats vara skadligt för hjärtat, vilket betyder att mer östrogen förmodats vara nyttigt. Ännu i Socialstyrelsens senaste upplaga av *Hormonbehandling i klimakteriet*, daterad 4 juni 2002, finns förhoppningen om att den stora amerikanska undersökningen äntligen ska visa huruvida långtidsbehandling med östrogen och gestagen motverkar sjukdomar i hjärta och kärl:

> "I den epidemiologiska litteraturen finner man genomgående en påtagligt lägre risk för hjärt-kärlsjukdom hos kvinnor som använder hormonsubstitution jämfört hos icke användare. (...) Även om den epidemiologiska litteraturen är samstämmig kan det ännu inte anses säkerställt i vilken utsträckning en primärpreventiv effekt på hjärt-kärlsjukdom verkligen existerar. För detta avvaktas resultaten från de pågående randomiserade primärpreventiva studierna, särskilt Women´s Health Initiative i USA."

Randomiserad studie betyder att urvalet är slumpmässigt gjort. En månad senare avbröts det amerikanska försöket i förtid.

Bo von Schoultz, professor och överläkare på Karolinska sjukhusets kvinnoklinik i Solna, skrev i en kommentar att nu kommer "resultaten av den nu avbrutna studien att från många håll mötas med både förvåning och besvikelse":

> "Sannolikt har även i vårt land ett antal kvinnor som påbörjat sin HRT-behandling för symptom därefter slentrianmässigt fortsatt behandlingen i förhoppningen om en allmän positiv hälsoeffekt. Resultaten av WHI-studien tydliggör att lång tids behandling med östrogen kombinerat med gestagen, och som ges enbart för att förebygga kronisk sjukdom, inte kan rekommenderas."

Att östrogen kan skydda mot hjärtinfarkt, blodpropp och stroke står likafullt att läsa i de nyaste böckerna om kvinnohälsa, för att inte tala om hur ofta det upprepats och fortfarande upprepas i tidningar och tidskrifter. Viljan att östrogenbehandling ska vara bra och nyttig för kvinnor är enorm. När uppföljningen av kvinnorna som ingick i den stora amerikanska undersökningen redan efter ett par år började visa att de östrogenbehandlade kvinnorna hade ökad tendens till blodpropp, beslöt man trots allt att fortsätta behandlingen. Dels ansågs faran vara övergående. Dels kände man redan till sambandet mellan blodpropp och östrogenbehandling från otaliga studier av p-pillers effekter på friska, yngre kvinnor. Skribenter och experter som inte ville låta för säkra började gardera sig bakom små förledande ord som "tycks", "tyder på", "torde", "tros" eller den gamla klassikern "än så länge lovande resultat". I *The New Natural Alternatives to HRT*, utgiven hösten 2002, råder dock ingen tvekan:

> "Östrogenbehandling kan öka risken för blodpropp, till exempel i form av hjärtattack eller stroke. Risken är särskilt stor under det första året av behandlingen, då risken är två eller tre gånger större än för kvinnor som inte behandlas med östrogen."

Undra på att läkemedelsindustrin, forskarvärlden och all världens gynekologer andades besvikelse. När följderna av östrogenbehandling kontrollerades i en stor och ambitiöst upplagd studie och resultaten jämfördes med en lika stor och lika ambitiöst upplagd studie av icke behandlade kvinnor, visade det sig att behandlingen med östrogen/gestagen riskerade att göra mer skada än nytta. Eller som professor Bo von Schoultz skrev sedan resultaten publicerats:

> ”Något vetenskapligt underlag för en allmän rekommendation om hormonbehandling i förebyggande syfte till friska, symptomfria kvinnor efter menopaus föreligger inte.”

Varför hade tidigare undersökningar visat än si, än så? Hade antalet undersökta kvinnor varit för litet? Var frågorna fel ställda? Finns det hittills okända skillnader mellan de kvinnor som accepterade eller sökte sig till östrogenbehandlingarna och de som hellre avstod? Hade man alltför länge trott att det var östrogenet som var den välgörande faktorn och försummat att titta på vilken inverkan progesteronet har på kvinnokroppen? Vilken betydelse spelar testosteronets något mer framträdande roll i den medelålders kvinnokroppen? Vad gjorde det för skillnad att kvinnor i undersökningen behandlades med preparat som innehöll både östrogen och gestagen? Hur kommer det sig att så många kvinnor rapporterar att de mår bättre efter behandling, trots att de får placebo?

Nya frågor måste ställas.

Nya svar måste ges till de kvinnor som oroligt börjat räkna efter hur länge de egentligen hållit på med sin östrogenbehandling.

Behandling av friska människors aldrig så besvärande symptom är en känslig historia. Om östrogenbehandling snarare ökar än minskar risken för en rad svåra och drabbande sjukdomar som läkarna hade hoppats eller rentav hävdat att östrogenet skulle skydda emot, kan läkemedelsindustrin frukta dyrbara rättsprocesser i framtiden. Det spelar ingen som helst roll att risken statistiskt sett fortfarande är liten. Ingen vet hur många fall det kommer att bli i verkligheten.

Därför avbröts studien i förtid, tre till fyra år innan den

slutförts. Därför säger läkarna nu att kvinnorna *själva* måste ”väga riskerna och nackdelarna mot fördelarna”.

Gå till läggen, vill man säga i Jan Myrdals efterföljd. Vilka risker? Vilka nackdelar? Kvinnan skulle ju bli frisk, vacker, ung, begåvad, snäll och lycklig?

Härnäst följer en lista över vad som fick de amerikanska forskarna att avbryta försöken efter fem år och att släppa resultaten till nyhetsmedierna innan de ens hunnit ut i tryck i de mer prestigefyllda medicinska tidskrifterna:

- De friska kvinnorna som behandlades med kvinnliga könshormoner löpte dubbelt så stor risk att drabbas av blodpropp som de friska kvinnorna som åt piller utan verksam substans.
- Risken för att de hormonbehandlade kvinnorna skulle drabbas av stroke låg en bit över fyrtio procent högre än för de icke behandlade kvinnorna.
- Risken för hjärtattack låg nära trettio procent högre för hormonbehandlade kvinnorna än för de icke behandlade kvinnorna.
- Risken för bröstcancer steg med tjugofem procent bland kvinnorna som behandlades med preparat som innehöll östrogen och gestagen.

Vad gäller bröstcancer var det ingen som blev särskilt förvånad. Visserligen fanns det ännu en bit in på nittiotalet en tro på att östrogen skyddade mot bröstcancer. Visserligen fanns det dessförinnan en lika luftig teori om att östrogen kunde skydda även mot livmodercancer. Den höll inte i längden den heller. Men detta var ett tag sedan. Att det fanns ett samband mellan hormonbehandling och bröstcancer och att östrogenbehandling måste kompletteras med behandling med gulkroppshormon, gestagen, för att inte öka risken för livmodercancer, hade många undersökningar visat tidigare. Dock alltid med det ständigt återkommande tillägget att ”fördelarna måste vägas mot nackdelarna”.

Mantrat håller fortfarande, trots att den amerikanska undersökningen punkterat läkarnas tro på att friska kvinnor hellre ska behandlas än inte behandlas med östrogen:

”En kortvarig HRT-behandling av klimakteriella symptom har en väl dokumenterad positiv effekt som för de flesta kvinnor uppväger eventuella risker”, skriver Läkemedelsverket i sina rekommendationer.

”Kortvarig” ska behandlingen vara nu. Vad säger de nästa år? Vem vet om man ingår i gruppen ”de flesta kvinnor”, den som även efter några års testande inte märker biverkningar i form av till exempel cancer?

”Det har förekommit en övertro på östrogen”, konstaterade Läkemedelsverkets expert, gynekologen Arne Victor, i en intervju i *Dagens Nyheter* hösten 2002. ”Det är inte lämpligt att ta det utan skäl, för att förebygga sjukdomar.”

På EMEA, den europeiska motsvarigheten till Läkemedelsverket, fattades raskt ett nytt beslut efter det amerikanska larmet om östrogenets biverkningar. Europeiska läkare ska numera varnas för långtidsbehandling av friska kvinnor. På Läkemedelverkets biverkningsenhet säger en av experterna envist i en intervju i *Dagens Nyheter*, den 10 juli 2002, dagarna efter det amerikanska larmet:

> ”Man måste balansera fördelarna mot riskeffekterna. Oftast behandlar man ju med östrogen bara under något eller några år.”

Gör man? Sedan när då? Sedan sommaren 2002?

När den amerikanska undersökningen avbröts sades det att östrogenbehandlingen visade tecken på att kunna minska risken för benfrakturer. 1996 hade Socialstyrelsens experter sagt samma sak. Visserligen försvann effekten av östrogenet så snart behandlingen upphörde, men:

> ”Kontinuerlig tillförsel av östrogen kan i stort sett bevara benmassan under perioden efter menopaus.”

2002 hade Socialstyrelsen sett fler undersökningar i ämnet och ville inte lova lika mycket:

> ”Ett flertal placebokontrollerade studier har entydigt visat att östrogenbehandling kan motverka minskningen av bentäthet.”

Besvikelse råder. På det splitter nya 2000-talet har östrogenet förvandlats till hälsofara, detta efter att i femtio år först ha sålts som ungdomselixir och sedan lanserats som medicinskt mirakelmedel.

Benskörheten är en knepig fråga. I Sverige har det länge hetat att östrogenbehandling hjälper mot benskörhet hos kvinnor. Dock förekommer benskörhet inte sällan även hos äldre män, och de rekommenderas inte hormoner. Mjölk har också ansetts vara bra för att förebygga benskörhet. Dock är Sverige ett av de mer mjölkdrickande länderna i världen och har samtidigt ovanligt hög frekvens av benskörhet. Det senaste är att en överdos av A-vitamin orsakar benskörhet. Därmed skulle det faktum att mjölken vitaminiseras i Sverige kunna vara boven i dramat.

Det pågår ett gissande. Gissningarna presenteras alldeles för ofta som fakta, som vanligt alltmer motsägelsefulla ju längre tiden går. Sanningen för dagen är hela tiden ny.

Analyserna av världens största blindstudie av hormonbehandlade och placebobehandlade medelålders friska kvinnor fortsätter, även om försöket avbrutits i förtid. Den 18 mars 2003 skriver den ansedda, amerikanska dagstidningen *Los Angeles Times*:

> ”Forskare har funnit att östrogenbehandling inte förbättrar livskvaliteten för medelålders kvinnor. Resultatet av en studie som omfattar sextontusen kvinnor kan mycket väl bli dödsstöten för östrogenbehandling, den som en gång ansågs bota de flesta kvinnosjukdomar.
>
> Förra året publicerades en studie som visade att den ökade risken för hjärtsjukdomar och cancer var större än de eventuella fördelarna med östrogenbehandling. Många kvinnor fortsätter ändå med hormonbehandlingen eftersom de tror att den får dem att må allmänt bättre.
>
> Den nya studien visar att det ökade välbefinnandet är en myt. Östrogenbehandling kan ibland hjälpa mot svettningar, men vad gäller emotionell stabilitet, minnesförmåga, sömn och sexuell upplevelse kan inte påvisas någon förändring. Många kvinnor har fortsatt med östrogenbehandlingen lång tid efter klimakteriet i tron att den gav dem ett bättre liv. Den nya studien visar att kvinnor som behandlats med placebo mår varken sämre eller bättre än dem som äter östrogen. (…)

Forskarrapporten kommer att publiceras i *New England Journal of Medicine* om två månader. Den släpptes till övriga media i förtid på grund av sitt medicinskt viktiga innehåll.”

ANNA, 49

Varje gång Anna kom på sin årliga kontroll till gynekologen fick hon höra att hon hade myom, ofarliga tumörliknande utväxter i livmoderväggen. Efter att Anna fyllt fyrtiofem sa läkaren att det verkligen var ovanligt mycket myom. Anna blev orolig:

"Varje gång frågade jag om det där med myomen var något jag skulle oroa mig för. Kunde de utvecklas till cancer eller så?"

Läkaren sa alltid samma sak. Myomen var ofarliga, de hängde ihop med åldern. Med tiden skulle de gå tillbaka av sig själva. Som Anna förstod det var det så pass vanligt med myom åren före menopaus att det fick anses som normalt:

"Läkaren sa att tillväxten hängde ihop med hormonbalansen."

Anna tyckte att hon förstod, men skaffade ändå en bok och läste vidare:

"Där stod det att myom är ofarliga, men om de kommer tillbaka efter sista mensen så är det en helt annan sak. Då är det stor risk för cancer. Den som har mycket myom, stod det, riskerar att få stora blödningar vid östrogenbehandling. Östrogenet tycktes kunna reaktivera myomen."

Vid nästa kontroll frågade gynekologen Anna om hon hade några besvär som hängde ihop med klimakteriet. I så fall kunde det vara lämpligt att börja med östrogenbehandling.

"Jag tackade nej. Samtidigt bestämde jag mig för att byta gynekolog."

KAPITEL 16

I vilket jag sammanfattar hur den officiella inställningen till östrogenbehandling förändrats under loppet av bara några få år. Det fanns enorma förhoppningar.

Tidigt nittiotal ansågs fördelarna med östrogenbehandling av medelålders kvinnor vara mycket stora. Tillförsel av östrogen skulle motverka demens, rynkor, tunt hår, tandlossning, torra slemhinnor, urinvägsinfektioner, dålig sexlust, depressioner, benskörhet, hjärtsjukdom, stroke, blodpropp, sömnproblem, allmän trötthet och säkert något mer som jag just nu glömt. Det ansågs vara en fördel om östrogenbehandlingen skedde förebyggande och under lång tid. Frågan är om östrogenbehandlade kvinnor egentligen ansågs kunna bli gamla, om man med gammal menar mer benägen för sjukdomar och krämpor.

Ännu 1996, när SBU, Statens Beredning för Medicinsk Utvärdering, samlade ett antal experter och ställde samman sin skrift *Behandling med östrogen*, övervägde fördelarna med östrogenbehandling. Dock började det smyga sig in en känsla av osäkerhet bland experterna. Efter genomgång av befintliga studier och erfarenheter och med var tredje medelålders svensk kvinna, det vill säga ungefär 300 000 kvinnor, satta på receptförskrivna östrogenpreparat skrev man:

- Kvinnor med klimakteriella symptom i form av blodvallningar och svettningar har god effekt av behandling med medelpotenta östrogenpreparat.

Listan över fördelar får anses ha blivit mycket kort.

- Kvinnor som efter menopaus får urogenitala symptom på grund av östrogenbrist har god effekt av behandling med östrogen. I detta sammanhang räcker låga doser.

Här handlar det alltså om den torra slidan samt en benägenhet för urinvägsinfektioner. Observera att det nu står att förutsättningen för ett lyckat resultat med östrogen är att orsaken till besvären är låg östrogenhalt. Det fanns andra orsaker.

- Kvinnor med ökad risk för benskörhet bör informeras om möjligheten till hormonell behandling.

Här har det börjat bli riktigt vagt. Ansvaret för behandling eller ej makas över mot den enskilda kvinnan. Att hon med ökad risk bör informeras om en möjlighet är sannerligen att hålla garden högt.

- Kvinnor som söker för förebyggande behandling utan påtagliga aktuella symptom kan efter information om för- och nackdelar få behandling.

Samma sak här. Läkaren kan föralldel säga ja och skriva ut recept om kvinnan aktivt ber om östrogen. Men det är kvinnans sak att själv väga för och emot.

- Allmänna rekommendationer om förebyggande hormonbehandling till symptomfria kvinnor efter menopaus kan för närvarande inte ges.

För närvarande, heter det. Det betyder i väntan på att den stora amerikanska undersökningen blir klar, den som sedermera avbröts i förtid.

I tidningsartiklar om östrogenets påstådda fördelar och nackdelar är det vanligt att man berättar att läkarna själva äter östrogen. Alltså skulle det även vara bra för alla kvinnor i klimakteriet. Jag har själv hört det argumentet av läkare när jag tvekat. Alla kvinnor jag talat med, utan ett enda undantag, har hört något liknande från sin gynekolog.

En miljon flugor kan visst ha fel.

Att nio av tio kvinnliga gynekologer äter östrogen, att nästan lika många av de manliga gynekologernas fruar eller sambor gör det, att sju av tio kvinnliga allmänläkare äter östrogen och att nästan lika många av de manliga allmänläkarnas fruar eller sambor gör det, är ett mått på hur effektiv östrogenpropagandan varit inom läkarkåren. Siffrorna är usla argument för att råda friska kvinnor att ställa in sig i patientledet och hoppas att allt går bra. Att gynekologer ätit mer östrogen än andra kvinnor är inget bevis för att östrogen är ofarligt. Utbildade kvinnor i samhällets elit var även först med att röka och supa. I nästa fas var de även först med att sluta. I dag är det de lågutbildade eller hjälplösa som röker och super. Det skulle inte förvåna ett dugg om det så småningom blir de kvinnorna som sist slutar med östrogen.

När en projektgrupp vid institutionen för folkhälso- och vårdvetenskap vid Uppsala universitet hösten 2001 redovisade en enkät gjord bland cirka 3 000 friska kvinnor i åldrarna trettiofem till setiofem år, vägrade läkarna att tro på resultatet. Förväntan var att de östrogenbehandlade kvinnorna skulle må bättre än de icke östrogenbehandlade. I stället ansåg närmare femhundra av de östrogenbehandlade kvinnorna att östrogenet inte ens hjälpte mot vallningar, heller inte mot nattsvettningar, torra slemhinnor, trötthet och nedstämdhet.

1998 såldes 178 miljoner dygnsdoser av olika östrogenpreparat i Sverige. År 2000 visade en studie vid Göteborgs universitet att den svenska östrogenkonsumtionen fördubblats mellan 1992 och 1997 samt att kvinnor åt östrogen allt längre tid. Studien genomfördes i form av en enkät bland 4 500 kvinnor mellan fyrtiosju och sextiotre år. Ökningen såg forskarna som något positivt: "Östrogenet ger kvinnor ökad livskvalitet", hette det.

November 2002 hade attityden svängt och ökningen avtagit. Apoteksbolaget sålde "bara" 140 miljoner dygnsdoser östrogen.

Det finns gott om friska kvinnor i medelåldern som anser att de mår bra av östrogenbehandling. Signe dem alla. Dock äter de, fortfarande helt enligt Socialstyrelsens rekommendationer, numera östrogen på egen risk.

Jag finner myndigheternas omsvängning anmärkningsvärd. En icke liten andel av de kvinnor som äter sitt östrogen, började göra det för bara några få år sedan, på den tiden Socialstyrelsen sa att östrogenbehandlingen skulle ge kvinnorna ett längre och bättre liv. Den kvinna som tackade nej, fick skylla sig själv. Den kvinna som sa sig vilja prova något annat, mildare, än syntetiska könshormoner möttes alldeles för ofta av en leende axelryckning. Visst. Pröva du, sitt där och svettas. Se hur det känns.

Sådan har attityden till alternativen till östrogenet varit

länge. Sådan är den ännu. I senaste upplagan av den bästsäljande brittiska *Menopause*, skriven av dr Miriam Stoppard och utgiven 2001, finns tio tvärsäkert formulerade kapitel om vad klimakteriet är och hur det lämpligen behandlas. Boken innehåller även ett mycket kort kapitel med rubriken "Några kontroversiella frågor". I det kapitlet är tonen annorlunda. Kapitlet som handlar om vitaminer, växtöstrogener samt betydelsen av att äta rätt hålls i en ifrågasättande och medvetet vag ton.

Varför denna skepsis till mildare behandlingsformer med tanke på hur många kvinnor som reagerar positivt på placebo, det vill säga ingen behandling alls?

År 2002 skriver Socialstyrelsen angående alternativen till östrogenbehandling att "livsstilsfaktorer såsom rökstopp, motion och minskat intag av koffein kan ha en gynnsam inverkan på vasomotoriska symptom".

Vasomotoriska symptom är i detta sammanhang detsamma som svettningar och vallningar, det vill säga just de symptom som vid denna besvikna tidpunkt i östrogenets långa historia är de enda som östrogenbehandling möjligen, men inte alltid, rår på. Själv finner jag Socialstyrelsens konstaterande om kaffedrickning intressant. Inte minst med tanke på att studie efter studie visat att den stora majoriteten kvinnor i medelåldern genomlever klimakteriet med få och lindriga symptom. Ändå fortsätter Socialstyrelsen i ullstrumporna sedan det här med fler promenader och minskat kaffedrickande konstaterats lite mer i förbigående:

> "Östrogenbehandling får anses som förstahandsval vid läkemedelsbehandling av klimakteriebesvär."

Jag vet att det står ”vid läkemedelsbehandling”. Jag vet att det är oantastligt formulerat. Det är likafullt så att läkare utbildas för sjukvård, inte för friskvård. Läkare ser de sjuka kvinnorna, mer sällan de friska. Eftersom råden utformas av experter och experterna är läkare, utformas råden efter de sjuka kvinnornas behov, inte efter de friska kvinnornas.

Klimakteriet är ett friskt och naturligt tillstånd som för de flesta innebär en omställning och för fåtalet medför fysiskt och psykiskt svåra besvär. Vad säger det om vår kultur att det till priset av kvinnors hälsa finns en sådan positiv inställning till överbehandling av friska kvinnor i medelåldern?

ANKI, 53

Anki har inte för vana att gå regelbundet till gynekologen. Så länge hon känner att hon mår bra, anser hon att hon klarar sig bäst själv:

"Jag tror på att hålla kroppen i balans. Det tog sin tid innan jag lärde mig hur min kropp fungerar, men numera är jag expert på mig själv. Det är ingen annan. "

För ett år sedan började Anki fundera på östrogenbehandling:

"Man har ju hört att hyn blir fin och att håret blir tjockare. Och jag tänkte, *shit*, tänk om värmen får mig att koka dygnet runt?"

Hon fick tid hos en gynekolog via vårdcentralen. I väntan på att få komma dit läste Anki på om vad östrogenbehandling innebär:

"Det stod att höga doser av östrogen kan orsaka illamående. Jag som mådde jätteilla när jag var gravid. När man är gravid producerar kroppen massor av östrogen, herregud, undra på att man mår illa."

Och:

"I boken jag läste stod det att man kunde ta pillret på kvällen så att man sov sig genom illamåendet. Och om det var svårt att somna på grund av illamåendet, kunde man ta insomningspiller. Det där tyckte jag lät konstigt. Att man skulle äta piller som man mådde så illa av att det krävdes sömnmedel. Sedan var det också det att de inte kunde bestämma sig för hur ofta man borde framkalla en blödning. En gång i månaden, var tredje månad eller inte alls. "

Anki blev alltmer skeptisk. Hon gick till gynekologen och fick konstaterat att allt såg bra ut. Hon frågade gynekologen om hans åsikt om östrogenbehandling:

"Först måste du väl se om jag har för lite östrogen?"

Gynekologen sa till Anki att östrogenhalten i blodet ändras oupphörligt. Därför är de standardiserade preparaten bra. Anki sa att hon skulle vänta och se:

"Då sa han att jag kunde komma tillbaka när jag ville."

KAPITEL 17

I vilket det ska handla om sådant som förvandlar östrogenbehandling till ett sista, kraftfullt alternativ, lämpligt först när andra vägar till välbefinnande har prövats. Nu ska jag förklara ordet fytoöstrogener.

Själv gillar jag att röra mig så pass att jag svettas. Flera gånger i veckan, helst varje dag. Det mår jag bra av. Jag har ätit ginseng länge, jag tänker så småningom förklara varför. Ty även ginseng mår jag bra av. Sedan ett antal år tillbaka äter jag gärna mat som innehåller växtöstrogener, så kallade fytoöstrogener som förekommer naturligt i en lång rad livsmedel. Skälet är att sådan mat mår jag bra av. Jag föredrar rött vin framför vitt, efter att dessförinnan ha valt precis tvärtom. Jag dricker sällan kaffe på kvällen numera. För inte länge sedan drack jag svart kaffe dygnet runt.

Numera har jag en aning om varför jag väljer som jag gör. Inte tänker jag för den skull hålla tal. Dels tror jag alltmer på dem som betraktar varje kvinna som unik, om inte i sin fysiska konstruktion så i sin upplevelse av kroppen. Dels tycker jag att det finns somligt man vill slippa när man fyllt femtio. Bland annat kan man gott vara utan folk som talar om för en hur man ska leva sitt liv.

I min nyfunna entusiasm över att ginseng passade mig,

brukade jag berätta om fördelarna för envar som orkade lyssna. Detta medförde att väninnor antingen rapporterade om yrsel eller besvikelse över ingen verkan alls. Det är så det är med friska kvinnor som tappar hormonbalansen mitt i livet. Det som passar en, passar inte en annan. Det är bland annat därför som det inte finns anledning att ta till tyngsta artilleriet först av allt.

Men någonstans i fyrtiofemårsåldern kom jag på att en gång i månaden var jag ofta rasande. Var jag inte ursinnig, kunde jag i stället känna mig allmänt låg. I början tänkte jag inte på att humöret oftast dalade veckan före mens. Möjligen hade omgivningen en annan åsikt, men själv fann jag adekvata skäl till att jag var ur humör. Så småningom såg jag mönstret, vilket kändes rätt fånigt. Är man arg vill man gärna tro att ens dåliga humör är befogat, inte ett resultat av att hormonerna dansar tango. En god vän föreslog att jag skulle testa ginseng. Jag köpte en burk och tänkte att jag kan väl pröva till dess att burken är slut.

Förutom ginseng innehöll sorten jag köpte en lång rad mineraler och vitaminer. När burken var slut hade jag inte känt någon skillnad. Det var det, tänkte jag.

Efter ett tag började humöret leka sinuskurva igen. Jag hade inte tänkt på att berg- och dalbanan upphört. Balanser handlar om subtila förändringar och jag hade bara inte haft anledning att bli arg. Det intresserade mig att jag inte hade märkt någon skillnad. Vid det laget begrep jag att humörsvängningarna tillhörde min alldeles nya erfarenhet, något som i litteraturen kallades för premenstruella spänningar. Så jag köpte väl en burk ginsengtabletter till. Det tog ett tag, men den här gången var jag mer alert. Det dåliga humöret försvann på nytt. Antingen det berodde på ginseng eller på vitaminer och mineraler eller på att jag trodde på vad jag höll på med – metoden fungerade.

Att ginseng kan hjälpa en del kvinnor mot premenstruella spänningar och klimakteriebesvär står i många böcker. Det hade jag ingen aning om när jag började. Många böcker innehåller historier som min egen, historier om hur kvinnor upptäckt att det är något nytt som passar dem i ett nytt skede av livet. Att gravida kvinnor kan gripas av olust inför kaffe och få lust efter lakrits är välkänt. Att kvinnor med PMS ofta grips av längtan efter mjölkchoklad är heller ingen nyhet. För de flesta är klimakteriet ingen särskilt dramatisk historia det heller. Hittar man sin egen balans i den fysiologiskt betingade hormoncirkusen, är det fullt möjligt att lotsa sig igenom även klimakteriet utan att förvandla sig till burkslav.

I en bokhandel i London snubblade jag över en bok som heter *Eat to Beat Menopause*, skriven av en engelska som heter Linda Kearns. Även hon har sin egen historia. Linda Kearns hamnade i klimakteriet både plötsligt och för tidigt sedan hon tvingats operera bort äggstockar och livmoder. Efter tretton års östrogenbehandling hade hon ledsnat på biverkningar i form av hjärtklappning plus en obestämd känsla av att hon var uppsvullen mest hela tiden. Dessutom började hon bli rädd för att få bröstcancer:

> ”Jag sa till min läkare att jag tänkte pröva och se vad som hände om jag lät bli mitt östrogen ett tag och han ryckte på axlarna. Han sa mer eller mindre, gör som du vill.”

Så då gjorde hon det. När hon upptäckte att vallningar och svettningar dök upp beslöt hon att försöka hitta alternativ till östrogenbehandlingen.

Linda Kearns började intressera sig för fytoöstrogener, det vill säga ämnen som liknar det kvinnliga östrogenet och förekommer naturligt i en hel rad växter, både ätliga och oätliga. Hon samlade ihop sådant mjöl och sådana frön och nötter som är speciellt rika på fytoöstrogener och gjorde ett recept på klimakteriekaka.

Jag vet. Det här låter inte riktigt klokt. Det gör det å andra sidan inte att stoppa i sig piller med ett ämne som extraherats ur dräktiga stons urin heller.

Linda Kearns åt duktigt sin kaka, en bit per dag, i en månad. Hon tyckte sedan att hon hade betydligt mindre besvär av svettningar och vallningar. Därefter letade hon fram ett tiotal testvilliga kvinnor i den engelska by där hon bor och lät dem äta kakan i några månader. De tyckte också att besvären minskade. Längs slumpens besynnerliga vägar hamnade Linda Kearns i ett tv-program för BBC med sin kaka på linfrö och soja och torkad frukt. Efter programmet blev hon nedringd av kvinnor som förtjust deklarerade att med den kakan i magen mådde de *mycket* bättre. Om detta är ytterligare ett utslag av placeboeffektens betydelse för hur man bäst botar klimakteriebesvär, överlåter jag helt till var och en att avgöra. Fytoöstrogener finns det i alla fall rikligt av i kakan, särskilt i linfrö och soja. Här är receptet:

LINDA KEARNS KLIMAKTERIEKAKA

Varje kaka räcker till sju bitar – en varje dag i veckan.
100 gram sojamjöl
100 gram grahamsmjöl
100 gram havregryn
100 gram linfrö
50 gram solrosfrö

50 gram pumpafrön
50 gram sesamfrön
50 gram flagad mandel
2 bitar skalad, färsk, finhackad ingefära
225 gram russin
1/2 tsk riven muskot
1/2 tsk mald kanel
1/2 tsk mald, torkad ingefära
4 1/4 dl sojamjölk
1 msk maltextrakt

Blanda alla torra ingredienser i en stor skål. Tillsätt sojamjölk och maltextrakt, rör ordentligt och låt smeten stå och svälla i en halv timme. Om smeten ter sig väl torr, späd med lite mer sojamjölk. Konsistensen ska vara mjuk, men det ska inte gå att hälla smeten.

Värm ugnen till knappt 200 grader. Lägg bakplåtspapper i en avlång bakform. Sleva över smeten i bakformen. Grädda i ungefär 1 1/2 timme. Prova med sticka, det kan behövas en stund till. Kakan ska vara helt torr när den är färdig.

*

De så kallade fytoöstrogenerna, det vill säga naturligt förekommande östrogenliknande ämnen i örter och andra växter, är livligt rekommenderade och diskuterade i så gott som alla engelska och amerikanska böcker om klimakteriet. Det finns gott om kokböcker om hur man bäst äter sig genom ett problemfritt klimakterium. Det är vanligt att ett eller flera kapitel i böcker som i övrigt mest handlar om östrogenbehandlingens fördelar, beskriver alternativ i form av naturpreparat eller diverse sojarika dieter.

Alternativa behandlingar till läkarutskrivet östrogen är inte särskilt förekommande eller ens särskilt väl kända i Sverige. Alternativ till skolmedicinen har aldrig varit väl sedda hos oss. Det är först på senare år som naturmedelsbranschen börjat svälla över alla bräddar och akupunktur accepterats som verksam behandling. I andra europeiska länder är inställningen annorlunda, vilket kan förklara resultatet av en enkät som redovisades sommaren 2000 på en konferens i Köpenhamn. 600 kvinnor från Sverige, Frankrike, Italien, Storbritannien, Nederländerna och Tyskland, i åldrarna 53 till 62 år, intervjuades om hur de upplevde klimakteriet. Två av tio menade att symptomen – svettningar, sömnproblem, vallningar – var så allvarliga att de påverkade livskvaliteten. Men det var bara i Sverige som så många som sex av tio kvinnor sökte läkarhjälp för sina besvär.

Svenska kvinnors bedömning av klimakteriet är givetvis lika subjektiv som övriga nationaliteters. Men hur läkaren bedömer symptomen och föreslår åtgärder är också en fråga om kultur. I vårt land kom östrogenbehandling med tiden att gå från rättighet till plikt. Alternativen mer eller mindre ignorerades.

Om hela tjugofem procent av kvinnorna marscherar genom klimakteriet utan att så småningom märka annat än att tampongkartongerna står orörda, vad har de som andra kvinnor inte har? Om ytterligare femtio procent av kvinnorna tycker att klimakteriet inte är något särskilt att bråka om, vad sägs om att åtminstone *börja med* att föreslå misosoppa till kvällsdryck och linfröolja i salladsdressingen?

Gränsen mellan sjukdom och hälsa är förvisso flytande. Vore det inte i alla fall högst rimligt att föreslå kvinnor i klimakteriet något mindre genomgripande än hysterektomi plus livslång behandling med syntetiskt östrogen?

I bakgrunden skymtar inte bara läkarnas instinktiva inriktning på sjukdom i stället för på hälsa, utan även läkemedelsindustrins och numera även naturmedelsindustrins jakt på försäljningssuccéer. De friska människorna är fler än de sjuka och därmed mer lönsamma. En del krämpor synliggörs inte ens förrän läkemedelsindustrin presenterar en nyhet. Ett bantningsmedel. Ett potensmedel. Ett medel mot magstress. Ett medel mot vardagsdepression.

När p-pillren var nya skrevs de ut till unga kvinnor som klagade över menstruationssmärtor. Det var inte riktigt fint att antyda att kvinnorna skulle använda p-pillren som preventivmedel, däremot var det socialt accepterat att ha ont vid mens. Hur snedvriden blev statistiken av de felskrivningarna? Hur outhärdlig tedde sig menskrampen i statistiken när forskarna plötsligt såg hur många unga kvinnor som förskrevs p-piller mot mensont?

Huruvida diverse plantor har en välgörande inverkan under den så kallade övergångsåldern bestämmer man bäst själv, men fytoöstrogenernas existens behöver ingen betvivla. Växter som innehåller fytoöstrogener och som används i naturmedel är till exempel valeriana, ginseng och jättenattljusolja. Att kvinnor som arbetade inom bryggerinäringen kunde få menstruationsstörningar är gammal kunskap – humle innehåller fytoöstrogener. Särskilt amerikanska böcker brukar nämna hälsopreparat gjorda av en mexikansk kaktus med hög halt av fytoöstrogen, jams. Fytoöstrogener finns även i örten silverax, ur vars rot extraheras ett koncentrat som säljs som naturmedel. I *Naturläkemedel och Naturmedel*, utgiven av Hälsokostrådet, 1998, beskrivs extrakt av silverax i första hand som medel mot PMS. Apropå biverkningar står det:

”Enstaka fall av blödning hos kvinnor som kommit in i menopaus har rapporterats. Medlet har hormonlik effekt och bör därför inte användas längre tid än sex månader eftersom effekten på livmoderslemhinnan efter långtidsbehandling är okänd.”

Den svenska inställningen till naturmedel är generellt sett problematisk. Kraften som experterna lägger ned på att fördöma dem som heller förlitar sig på örters kraft än på industrins syntetiska dekokter är nästan rörande. Biverkningarna av östrogenbehandling anses normala. Fördelarna väger märkligt nog alltid upp nackdelarna. Naturmedlen är antingen livsfarliga eller overksamma, inte sällan båda samtidigt. Säkert är att kunskapen om fytoöstrogener blivit större enbart på senare år:

”Den allmänna åsikten har varit att fytoöstrogener är väldigt svaga östrogener”, skriver professor Jan Åke Gustafsson, NOVUM, Karolinska Institutet, i en rapport som Kungliga Skogs- och Lantbruksakademien publicerade sommaren 2003:

”Men det är i princip oerhört starka östrogener många av dem.”

Det hade man nyss ingen aaaaning om. Inte minst därför finns det skäl att undvika de allt fler preparat som innehåller koncentrat av soja eller andra växter. Enklast är att hålla sig till mat som innehåller fytoöstrogener och de rätta vitaminerna. Billigare blir det dessutom.

Bland matväxterna som innehåller fytoöstrogener märks soja, linser, kikärter, vitlök, selleri, grovt mjöl av alla de slag, linfrö och linfröolja, ingefära samt de flesta vanliga grönsaker, till exempel broccoli, morötter, ärter, bönor, sallad, kål, alfagroddar, munggroddar. Frukt innehåller också fytoöstrogener, äpplen och plommon till exempel. Även rödvin innehåller fytoöstrogener – vilket alltså kan vara skälet till att kvinnor i medelåldern så ofta övergår från att gilla ett glas vitt till att föredra ett glas rött.

Den fermenterade, det vill säga jästa sojan innehåller tillsammans med kikärter och linser högst halt av de mest potenta fytoöstrogenerna. I litteraturen hävdas gärna att det traditionella asiatiska köket är skälet till att japanska och kinesiska kvinnor sällan har klimakteriebesvär. Kulturellt betingade skillnader mellan hur kvinnor upplever klimakteriet är dock förmodligen mer komplicerade än att den ena kvinnan äter tofu och den andra inte. Den kvinna som av omgivningen och läkaren uppmuntras att tro att svettningar är ofarliga och går över, reagerar på ett annat sätt än en kvinna som får höra att det är omodernt, otrevligt, obegåvat samt oattraktivt att stå ut med svetten ett endaste ögonblick.

Råden om hur man ska få ordning på sina premenstruella spänningar är ingen dum början om man letar efter alternativ till gynekologernas recept på östrogen. PMS är att likna vid en sorts förtida klimakteriebesvär. De läkare som på sextiotalet ville östrogenbehandla kvinnor redan i trettiofemårsåldern var ute efter PMS, men kallade symptomen för ”tidiga klimakteriebesvär”. PMS beror också på hormonsvängningar i kroppen. Dem behandlar man med mindre socker, mer kroppsrörelse, gärna lite avspänning i form av yoga eller meditation, mindre alkohol, mindre kaffe, mindre salt och mycket vatten. Små och täta måltider är bättre än få och stora, eftersom en jämn blodsockernivå befrämjar gott humör.

Det är inte särskilt mycket konstigare än så att vara i klimakteriet, inte för de flesta. Det finns kvinnor som har handikappande besvär av sina menstruationer, flertalet har det inte. Det finns kvinnor som ligger till sängs större delen av sina graviditeter, de flesta gör det inte. Det finns kvinnor som begår mord under inflytande av sina premenstruella spänningar, inte heller det är lyckligtvis särskilt vanligt.

Själv vet jag verkligen inte varför jag ska betvivla min kropps förmåga att ta sig igenom den hormonomställning som kallas klimakteriet när den på ett skapligt vis lyckats balansera sig igenom tidigare varianter. Det normala är inte att kroppen helt tvärt slutar att producera östrogen. Äggstockarna fortsätter leverera östrogen långt efter det att menstruationerna har upphört. Kroppen producerar dessutom östrogen lite varstans, inte alls bara i äggstockarna utan bland annat även i levern, musklerna och binjurebarken.

Apropå att kvinnor förr inte tycks ha känt av eller pratat lika mycket om klimakteriebesvär som man började göra när östrogenet dök upp, kan man fundera över att det kvinnliga kroppsidealet blivit allt magrare under andra halvan av 1900-talet. Runda kvinnors kroppar producerar östrogen längre. Fettcellerna är östrogenproducerande även när äggstockarna lagt av. Är det därför medelålders kvinnor lättare lägger på hullet? Försöker kroppen underlätta övergången från fertilitet till infertilitet genom att ge kvinnan en benägenhet att bli lite trindare över höfterna från trettiofemårsåldern och uppåt?

Inställningen till vad som händer i kroppen i medelåldern blir en annan om man ser klimakteriet som en frisk process snarare än en bristsjukdom som ska åtgärdas. Hur nyttigt är det att fettsuga höfter och lår på kvinnor när man vet att just precis där finns de bästa östrogenproducerande fettcellerna?

Själv vill jag påstå att det som hjälper mot det mesta i klimakteriet, både känslosvall och värme, är motion. Det är inte särskilt originellt tänkt. Det finns ett antal undersökningar som visar att kvinnor i klimakteriet mår bra av att röra på sig. Gynekologen Mats Hammar, vid Regionsjukhuset i Linköping, hade en teori som han lade fram vid en medicinsk riksstämma på tidigt nittiotal. Hammar betvivlade att låga nivåer av östrogen var förklaringen till klimakteriets vallningar och svettningar. Han påpekade att i så fall skulle väl prepubertala flickor ha samma besvär. I stället skulle förklaringen till värmevågorna finnas i tallkottkörteln, hypotalamus. Hammar hade funnit att koncentrationen av endorfin hos fertila kvinnor är högre än hos kvinnor som inte längre menstruerar. Östrogentillskott kunde höja halten av endorfin i blodet och därmed få vallningarna att försvinna. Men – och nu kommer det fiffiga – det kunde även regelbundna doser av svettframkallande motion. År 2001 återkom Hammar, nu i egenskap av professor och överläkare på kvinnokliniken i Linköping, med en rapport som visade att "akupunktur och avslappning verkar vara de två bästa alternativen" om en kvinna i klimakteriet vill undvika östrogen. Skälet hade återigen med endorfinnivåerna i blodet att göra. Akupunktur stimulerar kroppen att bilda mer endorfin, och endorfin har i sin tur förmåga att stabilisera kroppens temperatur. På ren svenska betyder detta att svettningarna försvinner.

Själv kom jag vartefter att öka på gympapassen till tre eller fyra eller fem gånger i veckan. Jag tänkte att vad det nu var som kroppen försökte göra sig av med genom att emellanåt brista ut i okontrollerad svettning, så kunde jag ju i vilket fall som helst hjälpa den lite på traven.

Det var mer än svettningarna som försvann. Jag hade börjat känna av mina leder, vilket är rätt vanligt hos kvinnor i klimakteriet. Särskilt kan man ha ont i smålederna i fingrar och fötter. Ju mer jag gick på mina svettdrivande aerobicspass, desto klarare blev jag över att rörelsevärmen tog bort ledsmärtan. Lederna återfick sin normala smidighet, samtidigt som jag fick en rörligare kropp.

Fast även en värmevåg genom kroppen tog bort ömheten i lederna. Så vad är en vallning? Är kanske vallningen exakt vad jag behöver? Kan man kalla en välsignelse för en brist? Eller borde jag äta östrogen för att slippa ledsmärtan helt och hållet?

Jag provade. För mig var östrogenbehandlingen ingen bra idé alls. Möjligen fick jag för mycket östrogen i kroppen eftersom jag fortfarande menstruerade. Jag gick omedelbart upp i vikt, fick hjärtklappning, fingrarna svullnade till prinskorvar, håret blev så konstigt att frisören undrade vad som hänt och jag visste inte längre säkert om jag var ledsen eller glad. Det sista var värst. Livet iklädde sig grått ylle och jag hade ingen lust att vara med.

Jag slutade med östrogenpillren efter några månader, när jag blev medveten om att jag kände igen reaktionen. Den där viktökningen och den där heltäckande gråmössan kände jag igen från mitt halvår med p-piller. Även då slutade jag. Sedan jag fött ett par barn, sa gynekologen att nu ska du väl ha p-piller, de nya som kommit kan inte *jämföras* med dem som fanns tidigare … och visst, man hänger väl med.

Den gången, minipiller kallades de, blev jag gravid trots p-pillren. Det förstod jag inte. Graviditetssymptomen tolkade jag som biverkningar av p-pillren. Jag drabbades av missfall. Därför misstror jag dem som fortfarande skriver så här:

”Dagens p-piller är inte jämförbara med dem för tjugo år

sedan. De är mycket svagare och därmed också mindre riskabla ur biverkningssynpunkt", heter det i *Kvinnornas läkarbok*, från 1999.

Det är som om varningen från Socialstyrelsen 1987 aldrig hade funnits: "Den larmrapport som kom för något år sedan visade att långvarigt bruk av p-piller innebar fördubblad risk för att få bröstcancer. Många tog rapporten med ro, då den gällde den gamla sortens starka piller. De senaste årens rön tyder på att de hormonella förändringarna kommer även hos de kvinnor under tjugofem år som använt de modernare p-pillren", säger docent Håkan Olsson vid onkologiska kliniken vid Lunds lasarett i en intervju i *Dagens Nyheter* 1987. Han hade då begärt att Socialstyrelsen skulle se över sina rekommendationer angående p-piller till tonåringar.

När man sedan läser biverkningslistan från p-piller av i dag är det samma gamla symptom som förr. Illamående, spända bröst, svullnad, aptitökning, viktökning, myrkrypningar i benen, kramp i vaderna ...

Vadkramperna har möjligen med B-vitaminerna att göra. En gynekolog jag talade med sa att "östrogenet tycks äta upp kvinnornas B-vitaminer". Själv ville han rekommendera alla kvinnor på östrogenbehandling ett ökat intag av vitamin B6.

Och ja. Det är obegripligt att jag var dum nog att ta emot receptet på östrogen efter mina dåliga erfarenheter av p-piller när jag var ung. Att jag gjorde det visar än en gång hur effektivt propagandan sköts. Jag trodde nog att östrogenet skulle göra mig lite lycklig.

Inget som jag berättar om mig själv är särskilt originellt. Det förfärliga med att göra research för den här boken är att jag insett att i stort sett varje nu levande kvinna har sin personliga skräckhistoria om hur det är eller har varit att vara försökskanin bland de syntetiska hormonerna. Med tanke på hur biverkningslistan växt och riskerna synliggjorts under årens lopp är det näst intill brottsligt att de alternativa behandlingarna inte regelmässigt prövas *innan* läkarna slamrar in med knivar och peanger och sätter in syntetiskt östrogen. I en nyutgiven bok om kvinnohälsa står det så här apropå besvär i klimakteriet:

> ”Det finns numera alternativa behandlingar såsom akupunktur, som visats ha god effekt som kvarstår minst ett halvt år efter avslutad behandling och som kan upprepas senare.”

Man häpnar onekligen över ordet ”numera”.

ERIKA, 38

Erika är massör på ett hälsoinstitut. Hon är van att lyssna på de mest skiftande förtroenden medan hon knådar sig genom sina klienters kroppar.

"Särskilt kvinnor pratar. De pratar mycket om sina kroppar, hur de känns, hur de ser ut och hur de ändrar sig."

Erika har själv en tendens att samla vatten i kroppen veckan före mens. Hon motverkar detta genom att träna lite extra och genom att minska på saltet i maten:

"Fast det händer att jag äter vätskedrivande medel. Jag blir på dåligt humör när jag går upp i vikt. Det kan handla om ett par kilo under just den där veckan."

Vätskeansamlingen sitter lite varstans i kroppen. Erika som arbetar med sina händer och står mycket, brukar särskilt känna av de svullna fingrarna och de svullna vaderna. Samma symptom kan hon känna hos kvinnor som hon ger massage:

"Jag känner omedelbart om en klient äter östrogen. Det blir en sorts svampighet i musklerna. Det måste vara att kroppen suger åt sig vätska. Det är svårt att veta i förväg hur man själv reagerar i klimakteriet. Men den där svampigheten gör att jag har svårt att tro att jag kommer att äta östrogen när den dagen kommer."

KAPITEL 18

I vilket det handlar om kontrollbehov. En kvinna som drabbas av okontrollerade svettningar kan känna stor trygghet vid tanken på ett preparat som återger henne kontrollen.

Den västerländska nutidsmänniskan har stort behov av kontroll över tillvaron. Bara tågen blir några minuter försenade uppstår kollektiv oro. Om ett plan inte lyfter med semesterfirare, blir det rubriker. Att schemat rubbas måste vara någons fel och får man sitta och vänta i en kvart på en god vän är det en personlig förolämpning. Den som läser tidningar och följer debatten en smula möter ordet kontroll ideligen. Kontroll över kostnaderna, situationen, karriären, utvecklingen, kroppen, förlossningen, pensionerna, priserna, väljarna, marknaden, sitt liv.

Attityden sprider sig till områden som inte låter sig kontrolleras. Barn kommer alltid att bli förkylda. Sjukdomar kan visa sig vara omöjliga att bota. Olyckor fortsätter att inträffa och vi skola alla dö.

Dröjer det tillräckligt länge hinner man först bli gammal. Att bli gammal innebär så småningom hel eller delvis förlust av den kontroll man värderat så högt. Möjligen är det därför ålderdomen ter sig så fasaväckande i vår kultur, och i mitten av livet gör den sig för första gången fysiskt tydlig. Hållningen förändras, sinnena reagerar annorlunda, tånaglarna ser liksom tjockare ut och håret byter färg. Varför knakar plötsligt knäna?

På så vis påminner medelåldern om tonårstiden. Då, när armarna blev långa, rösten ändrades, brösten var för små, näsan blev stor och håret aldrig blev som man ville fast man sov med mössan på. I medelåldern är det likadant. Man ser sig i spegeln och känner inte riktigt igen sig.

Jag tänker på den lysande bergmanska filmtiteln, *Larmar och gör sig till*. Precis det håller man på med mitt i livet, i vår tid förmodligen mer än någonsin. Larmar och gör sig till. När det skedet är avslutat kliver det fram en luttrad men lite mer försonad och ofta rätt glad människa. Balansen är återställd. Precis som efter tonåren. Man ser sig i spegeln och känner igen sig, inte som den man var utan som den man blev. Rätt okej. En mogen människa. Mognare i alla fall. Ännu inte övermogen, definitivt inte rutten, i en del avseenden bara ett kart. Helt klart ännu lite mera sig själv. Man trodde inte att man kunde vänja sig vid kvinnan med det nya ansiktet, den nya kroppen, det nya håret. För att inte tala om händerna. Sådana händer hade inte jag, sådana händer hade min mamma.

Men det kunde man visst. Man kunde till och med tycka om henne, både mamma och sig själv.

När jag var i den åldern att jag födde barn vartannat år, intresserade jag mig mycket för förlossningens mysterium. Det är normalt. Eftersom jag haft ett inre som längtat till kaos, har jag haft behov av att hålla den yttre tillvaron någorlunda under kontroll. Men förlossningarna tvingades jag att placera i en egen dimension. Jag hade inte kontroll över vad som hände. Det var som med stor kärlek. Det som hände var starkare än jag och min oerhörda vilja till kontroll. Jag kom till en punkt när jag måste ge efter. Släppa kontrollen. Ge mig hän.

Jag minns känslan redan från första förlossningen, en djup och närmast tacksam förundran över att allt hände utan att jag behövde hjälpa till. Kroppen visste bättre än jag. Vid fjärde förlossningen inväntade jag ögonblicket utan brådska. Det som ska hända, händer. Och det gjorde det, och allt gick bra.

Jag läste om en barnmorska nyligen. Hon beskrev hur kvinnan, när hon är trygg under en förlossning, går in i en annan dimension:

> ”Vågar kvinnan så släpper hon kontrollen, rör sig, låter, går in i en sorts rytm som för ner henne till botten av varje värk. Det är kroppen som styr helt och hållet, men kvinnan är hela tiden medveten om att hon föder.”

Jag vet att det finns gott om kvinnor som har svårt för den här livmodermystiken. För mig låter det inte särskilt konstigt. Jag har själv varit med om det där ordlösa som barnmorskan trevande försöker beskriva. Orden blir torftiga, men upplevelsen är ett faktum. Förlossningar ger erfarenheter som ligger lite vid sidan av det vanliga livet. Den som är med när en människa föds erbjuds en möjlighet att se lite bortom, exakt på samma vis som den som är med när någon dör.

Möjligen erbjuder klimakteriet ytterligare en öppning för oss moderna kontrollfreakar. Hormonerna gör precis som vid menstruation och förlossning. De tar över en stund. Eftersom man är van vid att ha kontroll, känns det stundom som om hormonerna löper amok. Det gör de inte. De gör exakt vad de ska och kroppen vet exakt vad den håller på med. Klimakteriet är, precis som puberteten, menstruationen, befruktningen och förlossningen, en övergång till något annat. Något från början okänt, vartefter lika välkänt och vant som någon annan fas i livet som man först varit i och sedan passerat.

Jag har tänkt en del på hur allt fler unga kvinnor ber om kejsarsnitt när det är dags för dem att föda. De har kommit på ett fiffigt sätt att behålla kontrollen samtidigt som de lämnar över ansvaret till någon annan, nämligen kirurgen. Att neka en kvinna kejsarsnitt i dag är liktydigt med att trampa på hennes rätt att bestämma över sin kropp.

När jag var i min födande ålder, på sjuttiotalet, gick resonemangen längs samma banor, men på annorlunda vis. Redan då var det vanligt med kejsarsnitt i USA. Vi sa att *hur* kan de lämna över ansvaret för födandet till läkarna, är det inte *typiskt* män att ta makten till och med över kvinnans förlossning? När det gällde smärtlindring var det däremot som med kejsarsnitten nu. Den som inte erbjöds och helst även tog emot smärtfri förlossning var en kränkt kvinna. Smärtor ansågs onödiga, förödmjukande och ledde framför allt till förlorad kontroll. Ingen kan lägga ryggmärgsbedövning på sig själv, det måste till läkare för sådant. Få tyckte att läkaren hade tagit kontrollen över förlossningen för den skull.

Människan är inte en rationellt tänkande varelse, men hon tycker om känslan av att ha kontroll. En kvinna som har ont har inte kontroll. Inte heller den kvinna som brister i gråt, får vredesutbrott, sitter och illsvettas i bussen eller bryter upp för att ge sig i kast med en annan sorts liv. Det kan kännas tryggt med en doktor som skriver ut lite hormoner. Särskilt om han eller hon samtidigt säger att nu ska alltihop lugna ner sig. Som prozac för livmodern ungefär.

Alternativet är att ge sig hän. Det finns en rytm i klimakteriets hormonsvängningar. Spjärnar man inte emot och gör sig stel, så kan man lära sig även den. Men det tar förstås lite tid. Att människan växlar mellan flera olika roller under livets gång är ingenting nytt. Det som är nytt för vår tid är att vi kräver att allt ska gå fort. Vi har utvecklat en oerhörd förväntan på snabba lösningar. Snabba lösningar som ger full kontroll.

Dock är människolivet rätt långsamt av sig. En graviditet tar sin tid, det gör förlossningen också. Man vet inte ens exakt när den kommer. Små barns utveckling fortgår i helt annan takt och på ett helt annat sätt än vuxenstressen har lust att medge. Med barn är kvantitet exakt samma sak som kvalitet. Allt annat är tröstlögner för en vuxen på rymmen.

Klimakteriet tar också tid. Den som respekterar sin kropp och sina nya, framväxande andra behov under den utvecklingsfasen kommer att må bättre än den som låtsas att ingenting har hänt.

Och det är klart att förändringen inte är exklusiv för kvinnokönet. Det är båg att männen inte förändras mitt i livet. Det är klart de gör. Mannen får hår i öronen, hår i näsan, mindre hår på huvudet, sämre muskelmassa, tunnare armar, smalare ben och tjockare mage samt blir lite tröttare, ofta lite led vid hur det blev. Mannen blir med åren alltmer rigid i sitt sätt att tänka, men inte en käft vill ge honom hormoner för den skull, han duger precis som han är.

Det känns skönt att det är så. Med åren blir det manliga sinnet allt mjukare, och ens egen tilltagande ömhet inför allt detta mänskliga växer ohejdbart för var dag som går. Det man lär sig, om man inte kunnat det tidigare, är att släppa taget. Hålla i lite lösare, vara glad för det som är. Tänka om en smula.

Jag önskar generellt sett att den medelålders kvinnan kunde betraktas med lika avspänd blick som den medelålders mannen. Vår tids credo har alltför länge varit att den medicinska tekniken har gett kvinnan alla möjligheter och den som missar dem får skylla sig själv.

Därmed blev både p-pillerbruk och östrogenbehandling sådant som ingen kvinna borde missa. Nu gör tekniken det i stället alltmer möjligt för kvinnor att föda barn långt upp i åren. Vi får väl se hur länge det dröjer innan även den möjligheten övergår i krav:

> ”Hos mannen sker allt gradvis och successivt. Ingenting är lika drastiskt som hos en kvinna och det finns inget Före och Efter. Han kan fortfarande bli pappa”, heter det i *Klimakterieboken*, av Lilian Edvall, utgiven 1998.

Bara att skriva om. Lägga till att ”hon kan fortfarande bli mamma”.

En gång träffade jag skådespelaren Robert Redford för en intervju, en rätt kortväxt man i sextioårsåldern, helt och hållet kakifärgad, både i hy och klädedräkt. Redford såg ut som karlar gör i den åldern, lite rynkor här och lite glapp där. Efter intervjun fick redaktionen en bild på Redford, som fyllts med en massa pilar samt vidhängande orderbok från filmbolaget. Här skulle bort, där skulle retuscheras och så skulle man lätta upp lite under ögat plus arton saker till. Det förvånade mig att inte ens Robert Redford dög som han var. För det gjorde han ju, även om han var lite kort.

Fast jag tappar bort mig.

Här ska det handla om kvinnor.

Jag läste ett fint uttalande av en amerikansk kvinna i dryga fyrtioårsåldern. Hon intervjuades i en av *New York Times* bilagor. Reportern konstaterade att kvinnan ännu inte hade gift sig och heller inte hade några barn. Den intervjuade svarade glatt:

> ”Jag tänker inte bry mig om några biologiska klockor förrän de finns att köpa hos Cartier.”

GUNNEL, 53

Gunnel tror att hennes sista menstruation inträffade för ungefär tre år sedan.

"Jag tänkte inte på det då. Så småningom slog det mig att jag inte haft mens på länge. Jag gick faktiskt och köpte ett graviditetstest för säkerhets skull. Jag var inte med barn, tack och lov. De senaste åren hade jag och min man inte använt något preventivmedel. Jag hade varit oregelbunden och...äsch, jag orkade inte bry mig längre." Gunnel kände inte av några klimakteriesymptom förrän helt nyligen:

"Jag började sova dåligt. En kompis sa att det säkert var klimakteriet. När jag ringde gynekologen sa han samma sak, och jag fick en tid så han skulle kunna skriva ut östrogen."

Från hälsokontrollerna på jobbet visste Gunnel att hon hade dåliga levervärden. När hon nämnde det för gynekologen sa han att i så fall var östrogen inte någon bra idé.

"Jag kände mig lite lättad. Jag hade en god vän som fick bröstcancer häromåret, och hon trodde att det var östrogenets fel."

Och sömnen?

"Jag slutade dricka kaffe. Det var min dotter som föreslog det, och det fungerade."

KAPITEL 19

I vilket jag resonerar kring hälsa och sjukdom. Det är en sak att långsamt bygga välbefinnande och hälsa och en helt annan att raskt bota besvärande symptom.

Jag skulle vilja dröja bland fytoöstrogenerna ett tag. Ju längre man lever, desto mer blir man vad man äter, och den samtida västerländska maten är nu en gång inte riktigt anpassad efter vad kroppen behöver. Den behöver mindre socker snarare än mer, bättre fett snarare än mindre, grönsaker snarare än ostbågar, grovt bröd snarare än vitt, färsk frukt snarare än juice, betydligt mer nötter och frön och eventuellt lite fisk eller kött, dessutom. Om man ser det som att kvinnokroppens reproduktiva stadium innebär hårt arbete och att klimakteriet är en tid när man ska ta det lite lugnt med sig själv efter att ha åkt berg- och dalbana ihop med hormonerna i sisådär fyrtio år, är klimakteriet en bra tid att se över vad man stoppar i sig. Lära sig att fet fisk – som lax, makrill och strömming – innehåller massor av D-vitamin, vilket är bra för skelettet. Lära sig att morötter ger massor av A-vitamin, utan risk för överdosering.

Varför är det inte fler som börjar i den änden? Varför är det legitimt att rekommendera dundermedicin till pin friska kvinnor och omöjligt att föreslå lite bättre mat? Varför kan inte läkaren säga att det finns något som heter fytoöstrogener, tycker du möjligen om broccoli? Eller hummus-röra, gjord på kikärter och citronsaft och vitlök och lite olja?

Det är inte säkert att det bästa för alla är piller som innehåller östrogen och gestagen. Det är inte säkert att det behövs dyra naturmedel eller lika dyra kosttillskott för att leva ett bra liv i medelåldern. Håller man lite koll på vilka växter som innehåller gott om fytoöstrogener kan man äta sig i bättre balans. Forskaren Sari Mäkelä, på Karolinska Institutet i Solna, sa under konferensen ”Feminiseringen av Moder Natur”, i Stockholm hösten 2002:

> ”Om man studerar befolkningsgrupper som äter fytoöstrogenkost – i praktiken kost som innehåller mycket växter – så är dessa individer friskare än de som inte äter så mycket från växtriket.”

I en australisk undersökning, som publicerades i den brittiska läkartidskriften *The Lancet* 1997, anges att kvinnor som äter mat rik på växtöstrogener löper mindre risk för bröstcancer. Apropå denna och andra studier som visar att det bland personer som äter mycket vegetabilier förekommer färre fall av hormonrelaterad bröstcancer och prostatacancer, konstaterade forskaren Sari Mäkelä:

> ”Om detta verkar motsägelsefullt, är det korrekt enbart om man tror att människors industriframställda östrogen eller östrogensubsitut kan jämföras med naturens. Att en kvinna har östrogen i kroppen betyder inte att hon får bröstcancer.”

Det är inte fråga om att sitta och knapra torra sojabönor morgon, middag, kväll. Fytoöstrogenerna finns i vanlig och god mat som dessutom råkar ha oväntade fördelar för kvinnor i en tid när hormonproduktionen är stadd i förändring.

Läkare brukar säga att det nog är bra med fytoöstrogener, men de är ju så svaga. Man måste äta berg av tofu för att komma upp i en östrogendos motsvarande en enda tablett. Dels visar den senaste forskningen att påståendet inte är sant. Dels har invändningen fel utgångspunkt. Det är inte fråga om att komma upp i tablettdoser, det är inte fråga om att eliminera symptom. Det är inte ens fråga om en kur på viss tid. Att veta vad maten innehåller och att välja mat som är bra för en själv handlar om att leva och äta så att man mår bra jämt. Väljer man rätt mat mitt i livet bidrar det man äter till att förbättra och underhålla balansen i kroppen. Under tiden sker hormonomställningen lugnt och fint. Den tar den tid den behöver. Symptomen ger vika av sig själva, även om det kan ta tid.

Skillnaden mellan de så kallade alternativa behandlingarna och östrogenbehandling är att alternativen snarare bygger välbefinnande än tar bort symptom. Det som också kan hjälpa kvinnan i klimakteriet är lugn och ro, massage, varm dusch, uppmuntran, avslappningstekniker ...

Exakt samma som vid smärtsamma menstruationer alltså. Exakt samma som vid normala förlossningar alltså. En gravid kvinna är inte sjuk, inte heller en kvinna som menstruerar eller har PMS-besvär eller är i klimakteriet. Det finns dagar som kräver lite extra omsorg. Dagar när man känner sig lite benskör, även om man inte är det. Dagar när man helst vill vara i fred.

Man vet inget om hur man kommer att reagera på förändringen förrän man själv är där. Men tar man inte själv greppet om den förändring som det innebär att ha mens, vara gravid, föda barn eller vara i övergångsåldern, kommer förändringen att ta greppet i stället. Själv anser jag att friska damer i viss ålder kan ha glädje av att få i sig en hel del omsorgsfullt fermenterad soja, givetvis av bästa kvalitet.

ANN, 57

"Jag hade en negativ bild av hur det skulle bli i medelåldern. I resterna av något som en gång var ett hem med stort H skulle det sitta en överviktig, övergiven, hårdpermanentad, gråtmild tant i förkläde. Tanten var jag. Jag skulle inte ha nåt att göra utom att vrida mina händer. Förmodligen skulle jag snart supa ner mig."

Den som träffar Ann har svårt att se henne som den handvridande. Hon arbetar på ett fritidshem, springer årligen ett par motionslopp med ett par väninnor och har till synes fullt upp.

"Jag märkte knappt klimakteriet. Ingen föreslog att jag skulle äta hormoner, och inte fanns det någon anledning. Ingen jag känner har haft det besvärligt, faktiskt. I alla fall har ingen sagt något till mig."

KAPITEL 20

I vilket jag samlat citat om östrogenbehandling ur svenska tidningar från femtiotalet och framåt. Det som syns tydligast är att med hormonernas hjälp blir friska kvinnor som sjuka.

Beroende på vilken bok om klimakteriet man läser och från vilket år, kan snart sagt vilken kvinna som helst "tillhöra riskgruppen". Det vill säga vara en sådan kvinna som brukar avrådas från behandling med östrogen. Hör här:

Kvinnor som är magra/tjocka. Kvinnor som fick mens tidigt/sent. Kvinnor som fött barn tidigt/sent/aldrig. Kvinnor som kom tidigt/sent i klimakteriet.

Bara att välja.

Att sitta i ett pressarkiv och läsa tidningsklipp om östrogen från femtiotalet och framåt är därför en lätt surrealistisk upplevelse. Rönen avlöser varandra i rasande fart. Det mesta som nyss togs för givet, avslöjas kort senare som myt. Oförändrad över tiden finns en i det närmaste troskyldig tillit till att kvinnor mår bra av lite extra hormoner. Villkoret är att de kontrolleras regelbundet av läkare.

Hormonbehandlingen gör inte alltid friska kvinnor till sjuka, fattas bara. Men den förvandlar dem definitivt till patienter. Det är lätt att skratta åt 1800-talets forskare som förespråkade att friska kvinnor skulle "botas" med hjälp av blodiglar eller med stekta äggledare från får eller med kalla bad. 1900-talet är mer sofistikerat, men i princip ute i samma ärende. Att vara kvinna är som att lida av någon sorts sjukdom, som dock blir bättre om den behandlas.

Att någon form av hormonbehandling är bättre än ingen alls har varit den generella inställningen mycket länge. Även hos läkare som varit skeptiska till den riktigt entusiastiska östrogenförskrivningen. Kvinnorna själva har radat upp sig i främsta ledet, ivriga att vara med. För en frisk kvinna har det med åren på det mest besynnerliga vis kommit att bli en *rättighet* att bli behandlad, en rättighet att antingen kräva eller värna om. Med tanke på hur motsägelsefulla och förvirrande resultat som studierna visat och hur lite man vetat om konsekvenserna av medicinering med hormoner, är det anmärkningsvärt att den generellt positiva attityden till hormonbehandling av kvinnor lever kvar.

Varför anser läkare det rimligt att friska medelålders kvinnor hellre riskerar ökad risk för cancer än att de svettas? Varför kallas inte detta för överbehandling? Varför är det inte lika orimligt att behandla svettningar med cancerframkallande medel som att behandla cancer med deodorant?

För att visa vad jag menar med förvirring följer här en rad valda citat ur tidningar och böcker om kvinnohälsa. De handlar samtliga om östrogenbehandling. Den påstås ömsom orsaka, ömsom förebygga allvarliga sjukdomar, som cancer, samtidigt som den ska hjälpa mot något så absolut icke livshotande som svettning:

> ”Ungdomens källa kommer inom kort att finnas förborgad i ett litet piller, hävdar en brittisk vetenskapsman. Dr Vladimir Petrov uppgav vid en presskonfe-

rens på tisdagen att han under kemiska experiment i samband med preventivpillerforskning funnit den eviga ungdomens källa.

Detta piller kommer att göra det möjligt för kvinnorna att behålla sitt ungdomliga utseende ända upp till 60–70 år. Den 50-årige kemisten menade att det endast var fråga om att förse kroppen med feminina hormoner när dessa vid klimakteriet upphört att produceras av kroppen på naturlig väg."

(*Expressen*, hösten 1964)

"En daglig dos av ett slags nya hormonpiller bevarar damers ungdomliga fräschör, hävdar den amerikanske läkaren dr Francis Rhoades i Detroit.

– En pillerdos kostar långt mindre än en cocktail och är till bra mycket mer nytta och glädje, säger han."

(*Dagens Nyheter*, våren 1965)

"Ännu en missuppfattning beträffande hormonbehandling är den, att östrogenet bidrar till att framkalla cancer. I själva verket förhåller det sig precis tvärtom. Det börjar allt tydligare visa sig att östrogenet har en hämmande inverkan på bröst- och livmodercancer."

(Dr Robert A. Wilson, 1966)

"Övergångsårens plågor är helt onödiga, säger kvinnoläkaren Margit Lodhammar, Stockholm.

– Det är sorgligt att så få kvinnor känner till att det finns hjälp. Och det är ännu sorgligare att en del kvinnoläkare inte vill ge hjälpen.

I USA har man på ett helt annat sätt uppmärksammat de hormonpreparat som hjälper kvinnorna över de svåra åren. Där kallar man medicinen 'pillret som håller kvinnorna evigt unga'. Läkemedlets effekt är inte bara att de tar bort de fysiska besvären, de skapar också känslan av att kvinnan känner sig som fullvärdig igen."

(*Aftonbladet*, våren 1966)

"Kvinnor som tar hormonmedel för att bli yngre löper en dödlig risk. Om de har en begynnande cancer som inte upptäckts, riskerar de att cancern förvärras just av äggstockshormonerna som skulle ge dem ungdomen åter, varnar professor Hans Ludwig Kottmeier vid Radiumhemmet i Stockholm."

(*Expressen*, hösten 1966)

"Man brukar avråda patienter som haft en svår leverskada från att börja använda östrogener. Men enligt ert brev började ju leversjukdomen efter det att ni fått ett antal östrogeninjektioner. Östrogen kan knappast påverka en frisk lever, i varje fall inte i de doser ni fått."

(Dr Percy Liedholm i *Expressen*, hösten 1974)

"Det finns inga bevis för att tillförsel av östrogener i en människa har någon cancerframkallande effekt, inte ens efter långvarigt bruk. Det har gått över fyrtio år sedan östrogent hormon började användas i terapin och man borde därför om östrogen är cancerframkallande kunna förvänta sig att antalet cancerfall skulle ha stigit. Så är inte fallet. (...)

Om långvarig cyklisk tillförsel av östrogent hormon och gulkroppshormon har någon betydelse i cancersammanhang så har det en närmast skyddande effekt."

(Dr Mirjam Furuhjelm, 1975)

"Mellan 90- och 100 000 kvinnor i Sverige får tabletter med kvinnliga könshormonet östrogen för att motverka besvär i samband med klimakteriet. Denna användning av östrogen har tredubblats sedan början av 1970-talet. Professor Lars Philip Bengtsson i Lund har räknat fram siffrorna i Läkartidningen.

I USA började östrogen användas tidigare och i högre doser än i Sverige. Där har det slagits flera larm om att behandlingen ökar risken för cancer i livmodern.

I Sverige är riskökningen lägre, anser professor Bengtsson."

(TT, hösten 1978)

"En stor amerikansk undersökning konstaterar att livmodercancer är sex gånger vanligare hos kvinnor som använder östrogen mot klimakteriebesvär än hos dem som inte gör det. Gynekolog Kajsa Sundström på Socialstyrelsen menar att det ofta finns fysiska skillnader mellan dessa båda kvinnogrupper som i sig innebär cancerrisker.

– De här riskerna ska naturligtvis observeras när man överväger att sätta in östrogen. Ändå anser jag att östrogen är något som vissa kvinnor behöver som stöd mot sina klimakteriebesvär, främst svettningar och blodvallningar."

(*Dagens Nyheter*, hösten 1978)

”Jane Silbersky är gynekolog. Hon är mycket kritisk mot östrogenbehandling av klimakteriebesvär:

– Vi vet alldeles för lite om östrogenet. Det är som i början av p-pillertiden. Det tog femton år innan vi fick klart för oss vilka biverkningar p-pillren kan ha. Om vi skriver ut östrogen för klimakteriebesvär på samma sätt som vi skrivit ut p-piller, så får vi kanske östrogenprocesser om tio år som vi nu har p-pillerprocesserna.”

(*Aftonbladet*, hösten 1979)

”Undersökningar från USA har visat att kvinnor som äter en viss typ av östrogen kan få livmodercancer, säger professor Birger Åstrand, Lund.

– Men det betyder inte att det är östrogenet som framkallar cancern, säger professor Åstrand.

– Det finns det inga belägg för, däremot kan östrogenet aktivera en slumrande elak cell så den sätter fart. Den som står på kontroll av sin läkare behöver inte vara orolig. Cancern är lätt att hitta och ger symptom tidigt.”

(*Expressen*, våren 1981)

”Det finns ett klart samband mellan östrogen och cancer i livmoderkroppen. Tillsätter man ett annat hormon, progesteron, till östrogenet kan man minska den cancerframkallande effekten. Östrogen kan bland annat förebygga benskörhet om det ges i rätt tid. Mot flera kritiska övergångsbesvär som svettningar och värmevallningar är sockerpiller lika verksamma som hormoner.

Det var några av de nya rön som lades fram vid en internationell klimakteriekonferens i Belgien på torsdagen.

– Den enda cancerform där det finns ett påvisat samband är livmoderkroppscancer, berättade professor Daniel Cramer, Boston.

– Men det är en ganska ovanlig form av cancer som är lätt att bota. Allvarligare är misstankarna om sambandet mellan bröstcancer och hormoner, liksom oron för att kvinnorna skulle löpa ökad risk för äggstockscancer."

(*Dagens Nyheter*, hösten 1981)

"80 000 svenska kvinnor använder östrogentabletter som innehåller östriol. Nu visar en ny studie att tabletter med östriol fördubblar risken att få cancer i livmoderslemhinnan, endometriecancer. Nu rekommenderar Läkemedelsverket att kvinnor som använder dessa tabletter ska byta till vagiatorer eller östrogenkräm. Eller ta kontakt med sin gynekolog så att de eventuellt kan få recept på hormonet gestagen för att komplettera behandlingen. Gestagen anses nämligen skydda mot cancer i livmoderslemhinnan."

(*Expressen*, hösten 1981)

"Långvarig behandling med östrogen mot klimakteriebesvär ökar risken för bröstcancer. Det gäller även den nya typen av hormonbehandling som innehåller gulkroppshormonet gestagen, visar ny, stor svensk studie."

(*Dagens Nyheter*, våren 1982)

”Kvinnor som äter östrogenpreparat mot klimakteriebesvär löper 50 procent högre risk att få livmodercancer. Det visar en ny undersökning av 22 000 kvinnor i sex län i Mellansverige som för första gången offentliggjordes under cancerkongressen i Seattle. Forskarna hade inte tagit reda på om kvinnorna använt p-piller tidigare under sitt liv.

– Det borde inte påverka risken för cancer eftersom den hormonella miljön i kroppen är så skiftande under kvinnans livscykel, menar forskarna.”

(*Dagens Nyheter*, hösten 1982)

”Hormonpreparat som innehåller östrogen och progesteron och används mot klimakteriebesvär tillverkas i för höga doser.

– Med lägre doser skulle patienterna slippa onödiga biverkningar, säger Elof Johansson, professor i kvinnosjukdomar vid Akademiska sjukhuset i Uppsala.

Han tror dock att tillverkarna inte har något kommersiellt intresse av att tillverka hormonpreparat i lägre doser.

– Progesteron eller gulkroppshormon har en mängd biverkningar, säger Johansson.

– Hormonpreparaten ökar aptiten och därmed vikten och gör att patienten känner sig aggressiv eller nedstämd. Om några år hoppas vi att det skall finnas ett piller som innehåller både östrogen och progesteron i balanserad mängd som kan användas mot klimakteriebesvär. Det skulle underlätta både för patienter och läkare, säger Johansson.”

(TT, hösten 1982)

”Äldre kvinnor med bröstcancer kan behandlas lika framgångsrikt med enbart hormonterapi som med cellgifter, visar en ny schweizisk undersökning. Det är första gången som en grupp forskare kunnat påvisa att enbart hormonbehandling kan räcka för en viss grupp kvinnor med spridd bröstcancer.”

(*Dagens Nyheter*, våren 1983)

”Betydligt mer kritiska är experterna till påståendena om att benskörhet och lårbensbrott och hjärtinfarkt kan förebyggas om kvinnor får östrogen som förebyggande medicin. Flera undersökningar, där stora grupper av kvinnor har följts, visar att det finns ett troligt samband mellan långtidsbehandling med östrogen och en ökning av antalet fall i livmodercancer.”

(*Dagens Nyheter*, våren 1983)

”Kvinnor som behandlats med östrogen för sina klimakteriebesvär löper åtminstone på några års sikt inte någon ökad risk att få bröstcancer. Det framgår av den undersökning kring östrogenbehandling som gjorts av Socialstyrelsen, Apoteksbolaget och Akademiska sjukhusets kirurgiska kvinnoklinik.”

(TT, våren 1983)

”Dödligheten i hjärt- och kärlsjukdomar sjunker drastiskt hos kvinnor som behandlas med östrogen. 23 omfattande undersökningar i USA pekar mot att mellan 20 och 80 procent av de kvinnor som dör i hjärt- och kärlsjukdomar skulle räddats om de behandlats med könshormonet östrogen.

– Det här får så stor betydelse att vi alla, läkare, politiker och allmänheten, måste bestämma hur vi skall förhålla oss till östrogenet, säger docent Göran Samsioe vid kvinnoklinken på Sahlgrenska sjukhuset i Göteborg."

(*Dagens Nyheter*, hösten 1989)

"Det kvinnliga könshormonet östrogen kan stoppa bröstcancer. Inte, som alla tidigare trott, öka risken för att utveckla cancern. Är tesen riktig, vänder den amerikanske läkaren Craig Jordan upp och ned på alla vedertagna forskningsresultat."

(*Expressen*, våren 1992)

"Kvinnor som får hormonet östrogen efter klimakteriet löper trettio procent mindre risk för hjärtinfarkt. Det bekräftar den studie som pågått sedan 1980-talet bland 23 000 kvinnor i Uppsalatrakten. Undersökningen är en av de största i världen i sitt slag. En liknande redovisades i fjol höst i USA, där 48 000 Bostonkvinnor studerades under tio år. Även den studien visade att östrogenbehandling skyddar kvinnor mot hjärtinfarkt."

(TT, våren 1992)

"En ny delrapport från östrogenprojektet i Uppsala visar att behandling med östrogent hormon minskar risken för kvinnor att drabbas av slaganfall med nästan trettio procent. Tidigare undersökningar, i Uppsala och på andra håll, pekar på att östrogenbehandling även har andra positiva effekter. Risken för hjärt- och kärlsjukdomar sänks betydligt liksom risken för frakturer orsakade av benskörhet."

(*Dagens Nyheter*, hösten 1992)

"Kvinnor som får hormonbehandling med östrogen under klimakteriet löper inte samma risk för blodpropp som yngre kvinnor som äter östrogenhaltiga p-piller. Det konstaterar Katarina Bremme, gynekolog på Karolinska sjukhusets kvinnoklinik."

(*Dagens Nyheter*, hösten 1995)

"Om kvinnor som kommit i klimakteriet får ett tillskott av hormonet östrogen och äter det under lång tid löper de mindre risk att insjukna i Alzheimers sjukdom. Det visar en studie som publicerades i det senaste numret av den ansedda brittiska tidskriften The Lancet.

– Det är utan tvekan en mycket intressant observation, säger Bengt Winblad, professor vid Huddinge sjukhus geriatriska klinik. (...)

Den nu redovisade studien ger enligt Bengt Winblad ytterligare argument för att de kvinnor som får psykiska eller fysiska besvär i klimakteriet bör ta östrogen.

– Östrogen har en positiv effekt och även om det finns oro för att hormonet ökar risken för bröstcancer så finns det inga belägg för någon sådan risk."

(*Dagens Nyheter*, hösten 1996)

"Östrogen skyddar mot hjärt-kärlsjukdomar. Det visar en studie i USA på 120 000 sjuksköterskor. Risken att drabbas av hjärt-kärlproblem minskar med sextio procent hos kvinnor som tar könshormonerna östrogen och progesteron efter klimakteriet. Östrogenbehandling skyddar även mot benskörhet utom att den hjälper mot klimakteriebesvär."

(*Expressen*, hösten 1996)

"Östrogen påverkar gynnsamt den mentala kapaciteten både hos friska kvinnor och hos kvinnor som lider av Alzheimers sjukdom. Ett tillskott av östrogen efter menopausen kan till och med uppskjuta insjuknandet hos kvinnor som är benägna för Alzheimers."

(*Dagens Nyheter*, våren 1997)

"Även behandling med de allra svagaste östrogenläkemedlen ökar risken för cancer i livmoderslemhinnan. Detta har länge misstänkts av gynekologer och bekräftas nu av en svensk studie som visar att risken fördubblas."

(*Dagens Nyheter*, våren 1999)

"Kvinnor som behandlas med en kombination av hormonerna östrogen och progesteron efter klimakteriet löper en avsevärt större risk för bröstcancer än kvinnor som endast använder östrogen. Det rapporterar amerikanska forskare i tidskriften The Journal of the American Medical Association, JAMA. Enligt studien som omfattar 46 000 kvinnor är risken för bröstcancer 40 procent större än hos de kvinnor som inte tagit något hormon alls. (...)

– Vi måste väga hormonernas fördelar mot deras nackdelar, anser cancerforskaren Lars Holmberg vid

Regionalt onkologiskt centrum i Uppsala.

Ju längre kvinnorna i studien tagit hormonerna, desto större var risken för att de skulle drabbas av bröstcancer."

(*Dagens Nyheter*, våren 2000)

"Lovsångerna till behandling med östrogen håller på att tonas ner. De goda effekterna kanske inte är så goda som man trott, samtidigt som riskerna kan vara större än man trott. I ett flertal medicinska rapporter höjs nu ett varnande finger mot långtidsbehandling med östrogenpreparat."

(*Dagens Nyheter*, våren 2000)

"Rådgivning av patienterna måste vila på det totala kunskapsunderlaget vad gäller både nytta och risk och anpassas till patientens situation. Vad gäller risk för bröstcancer kan de nuvarande kunskaperna från tillgängliga data sammanfattas således: Risken för bröstcancer är ökad ca 2 ggr efter mångårig (mer än 5–10 år) behandling."

(Ingemar Persson, professor i medicinsk epidemiologi och chef för Läkemedelsverkets biverkningsenhet, *Dagens Nyheter*, hösten 2000)

"Vad är östrogen bra för?

– Det förebygger bland annat benskörhet och hjärt/kärlsjukdomar, det är vetenskapen ganska överens om.

Ny forskning visar på en ökad bröstcancerrisk med att använda kombinationsmedicin östrogen/gestagen samtidigt. Hur ser du på det?

– Studier har visat att risken blir mindre om man tar östrogen för sig och gestagen cykliskt.

Anser du att östrogen håller kvinnan ung och vital till kropp och själ?

– Mycket forskning pekar på detta. Min egen mor är 85 år och har ätit östrogen i tjugofem år. Hon tillskriver östrogenet mycket av sin vitalitet och välmående."

(Ian Milsom, professor, gynekolog och expert på kvinnosjukdomar på Sahlgrenska universitetssjukhuset i Göteborg, intervjuas i *Expressen*, våren 2001)

"Hormonbehandling och bröstcancer – är det priset vi får betala för att må bättre?

– De flesta som tar östrogen/gestagen får inte cancer, säger Thomas Hatschek, bröstcancerspecialist på Sahlgrenska universitetssjukhuset i Göteborg.

– Risken ökar mest före klimakteriet. Men hormonbehandlingen förlänger troligen risken, så länge behandlingen pågår."

(*Expressen*, våren 2001)

"Hormonersättning ökar risken för bröstcancer med upp till 80 procent. Samtidigt skyddar hormonbehandlingen mot andra cancerformer.

– Därför finns ingen större anledning till oro, säger professor Håkan Olsson vid Universitetssjukhuset i Lund.

– De kvinnor som behandlats i mer än fem år bör kanske låta undersöka sig. Men samtidigt är det så att den totala cancerrisken inte ökar med hormonbehandling. Det har visat sig att hormonersättning har en skyddande effekt på andra cancerformer, framför allt tjocktarmscancer."

(*Expressen*, hösten 2001)

"Det har tidigare funnits förhoppningar om att hormonersättning skyddar mot hjärt- och kärlsjukdomar. Men så verkar inte vara fallet. Senast i fredags publicerade New England Journal of Medicine en studie som avfärdar uppgiften om att östrogentillägg skyddar mot hjärnblödning.

Långvarig hormonersättning verkar ge en något förhöjd risk för bröstcancer. Det gäller särskilt för kombinerade preparat som innehåller både östrogen och progesteron."

(*Dagens Nyheter*, hösten 2001)

"Svenska forskare har upptäckt att hormonet östrogen har dubbla effekter i hjärt/kärlsystemet. Nya resultat från försök på möss kan leda till bättre behandling mot högt blodtryck hos äldre kvinnor."

(*Dagens Nyheter*, våren 2002)

"Svenska och norska forskare har upptäckt att behandling med östrogen till kvinnor över femtiosju med svår ledgångsreumatism hjälper."

(*Svenska Dagbladet*, våren 2002)

"En stor studie på nära 17 000 medelålders amerikanska kvinnor har stoppats i förtid. Den visade nämligen att en kombination av kvinnliga könshormoner klart ökade risken för både bröstcancer och hjärt- och kärlsjukdomar.

– Det handlar om en liknande kombination av hormoner som den många kvinnor i Sverige får, säger professor Lars Werkö, ansvarig för Statens Beredning för Medicinsk Utvärdering, i SBU:s rapport som publicerades i våras.

– Allt fler siffror tyder på att men bör vara mer försiktig med den här typen av behandling. Vi pekade också åt det hållet i senaste SBU-rapporten. För några år sedan var alla mycket mer positiva, säger Lars Werkö."

(*Dagens Nyheter*, juli 2002)

"Det kvinnliga könshormonet östrogen i sig ökar inte risken att få bröstcancer. I stället är det tilläggsbehandlingen med ett andra hormon, progesteron, som ligger bakom riskuppgången. Detta i sin tur ges rutinmässigt för att skydda mot livmodercancer. (...) De svenska fynden kan medföra att rutinerna för östrogentillförsel ändras internationellt och därmed kan den nuvarande negativa inställningen och rädslan för denna behandling sannolikt komma att mildras. (...)

Sedan världens största studie av östrogenbehandling av 16 000 kvinnor i USA avbröts i våras, främst på grund av ökad bröstcancerrisk, har användning och försäljning av dessa preparat rasat, speciellt i USA. I Sverige är nedgången 20 procent."

(*Svenska Dagbladet*, hösten 2002)

"Birgitta Hovelius, professor i allmänmedicin och distriktsläkare, framhåller att många läkare varit alltför positiva till hormonet:

– Östrogen ger en påtaglig bröstcancerrisk efter lång användning och ökad risk för hjärt- och kärlproblem i början av behandlingen.

Hon tycker ändå att kvinnor som har mycket övergångsbesvär ska överväga att prova östrogen.

– Visst kan man ta östrogen i några år om det hjälper. Men kvinnorna bör tänka efter noga själva och inte lita på några doktorer."

(*Expressen*, vintern 2002)

"Hormonbehandling efter klimakteriet ökar inte bara risken för bröstcancer och hjärtsjukdomar. Nya studier visar nu att även risken för demens och stroke är kraftigt förhöjd hos medelålders kvinnor som behandlas med östrogen och gulkroppshormon för att minska klimakteriebesvär."

(*Svenska Dagbladet*, våren 2003)

För mina egna och andras döttrars skull vill jag avsluta med ett citat ur Expressen, hösten 2002:

"P-piller kan vara orsak till att unga kvinnor drabbas av "brinnande vulva" - vestibulit. Det visar ny forskning.

– Men jag vill inte avråda unga kvinnor från att använda p-piller, säger Nina Bohm-Starke, gynekolog vid Danderyds sjukhus."

Självklart inte. *Självklart* inte.
Men jag hoppas innerligt att unga kvinnor numera är klokare än sina läkare.

EVA, 55

"Jag gick till gynekologen ideligen under åren innan mina barn föddes. Eftersom jag hade svårt att bli med barn blev det rätt många besök. Jag trodde och hoppades att någon skulle kunna tala om vad som var fel."

Idag går Eva inte längre till gynekologen. Hon tycker att hon fått nog:

"Mår jag bra, så mår jag bra. Och jag mår bra. Det var bra att läkarna fanns när jag ville bli med barn. Men jag hör av andra att i den här åldern tjatar läkarna alltid om östrogen. Jag är inte intresserad. Lite svett har ingen dött av."

KAPITEL 21

I vilket jag förundrar mig över att kvinnor så beredvilligt går med på att låta läkare och forskare experimentera hej vilt med deras kroppar. Utsätter sig den moderna kvinnan för vad som helst för att slippa åldras?

Andra hälften av 1900-talet kom att handla väldigt mycket om att slippa. Slippa bli med barn, slippa ha mens när det inte passade, slippa ha bindor, slippa gifta sig, slippa sköta barn, slippa laga mat, slippa hämta vatten och ved, slippa städa, slippa vara hemma, slippa stryka, slippa ta hand som sina gamla släktingar, slippa lyda. Till slut var vi framme vid att kvinnor borde slippa le.

Bitchen lanserades. Vilken konstig tid vi lever i. En tid som utser den medvetet och uttalat elaka kvinnan som förebild.

Jag finner det märkligt att kvinnor som varit besatta av att slippa det mesta utom heltidsarbete utanför hemmet, frivilligt underkastat sig hur många hittills oprövade behandlingar som helst. Ju längre tiden gått och ju mer frigjort kvinnolivet blivit, desto mer har missnöjet med den egna kroppen frodats. På den fronten har vi kommit långt. Fettsugning, ansiktslyft, läppförstoring, bröstförstoring, bröstförminskning, botexinjektioner, hudslipning, AHA-syror och hormonbehandlingar om vartannat. Är allt detta potentiellt skadliga samt dyra och plågsamma månne till för att den moderna kvinnan även ska slippa åldras?

När det gäller experiment med den kvinnliga kroppen har inget offer varit för stort. Röntgenstavar, ultraljudsstavar, elektriska kontakter, allehanda kemikalier, hormoner, operationsknivar ... Det är ingen ände på vad läkarna hittat på att stoppa in i kvinnors underliv. Hur många piller som stoppats in kvinnors munnar går inte att räkna och preparaten som stoppats in i kvinnobrösten under årtiondenas lopp ska vi bara inte tala om. Man kan verkligen fundera över det kvinnliga kroppshatet, en obehagligt accelererande företeelse i vår tid. Normaliteten blir allt snävare. Stundom verkar det som om allt fler kvinnor helst vill slippa kroppen helt och hållet. Den är ändå aldrig som man vill ha den. Den är ändå aldrig perfekt.

Möjligen är förtjusningen inför östrogenet i medelåldern ett resultat av att kvinnokroppen ansetts vara en rätt genant historia under hela 1900-talet. Den moderna kvinnan skulle vara som en man. Inte hindras av vare sig kjolar, barn eller hormonstormar.

Det fanns alltså en tid när kvinnor inte visade att de var gravida. Det finns fortfarande en tid när tamponger har en fantastisk förmåga att suga upp blåfärgat vatten, äckelgränsen måste alltid gå någonstans. Det är därmed inte särskilt konstigt att det länge varit omöjligt att prata om att kvinnors kroppar vid en viss ålder slutar menstruera.

Sådant händer, antingen man pratar eller ej. Alla kvinnor som lever tillräckligt länge får vara med om detta. Det är ofattbart, lika ofattbart som mens när man är åtta. Det är likafullt sant.

Om man i det läget kryper tillbaka in i den traditionellt

negativa synen på kvinnor, och det finns det oändligt många kvinnor som gör, är man ett lätt byte för självförakt. Det är en deprimerande del av den västerländska kulturen att den uppmuntrar kvinnor att känna sig mindervärdiga av det enkla skäl att de levt längre än dem som just fyllt sjutton. Kvinnor som blir äldre nu har dessutom vant sig vid att kunna välja. Det blir en skymf att somligt inte går att välja bort, ens i en tid när det går att skära bort en dubbelhaka.

Det är något med den västerländska ungdomskulten som förhindrar att man för sina erfarenheter vidare. Jag tänker på det när jag hör dem som föder nu. Det har fötts barn förr, det har även ammats förr. Engångsblöjor har funnits länge, liksom nappar och pappaledighet, men det är som om förra generationens erfarenheter inte räknas. Jag kommer ihåg att det var exakt likadant när jag själv var i den åldern och skulle föda barn. Det är därför jag tycker att ogillandet av förra generationens erfarenheter är en del av vår kultur. Jag tyckte inte heller, eller ville inte tycka, att mina graviditeter och mina förlossningar och min gråt på tredje dygnet och mina avslag och mina amningar och mina sömnlösa nätter och mina försök att få ihop familjeliv och yrkesliv och mammaliv skulle ha något gemensamt med förra generationens. Det var obegripligt för mig att mina föräldrar varit unga. Lika mig.

Huruvida den äldre generationen hade premenstruella problem eller nattliga svettningar hade jag ingen aning om och har fortfarande inte. Det rörde mig inte i ryggen vad de som var äldre var med om. Jag var inte som de.

Men det var jag ju visst, liksom de som idag är yngre än jag inte är särskilt olika mig. Det vet de inte. De är någon annanstans och tror även de att de är unika. Så där håller det på.

Jag minns att jag för länge sedan var bjuden på lunch bland

folk som berättade för varandra om vad deras vuxna barn gjorde. Jag stirrade på dem. Vem kan intressera sig för så stora barn? Så stora barn är väl inte ens barn ens? Mina barn var små på den tiden, de gick väl i skolan skulle jag tro. De var i en ålder där jag var känslomässigt omedveten om att de en gång skulle bli vuxna, även om jag förstod det med mitt förnuft.

Det är som om man lever i nysset, snarare än i nuet. Närvarokänslan ligger fel i tiden. Den kommer släpande när det som ska hända, och måste hända, för länge sedan har hänt.

Min mamma, som är över nittio vet inte det. Hon tycker inte om förändring, det har hon aldrig gjort. Hon kan inte gå längre, men hon hävdar att hon promenerar varje dag. Hon säger "om jag dör", inte "när". Jag är säker på att hon aldrig med ett ljud medgav att hon kom i klimakteriet.

Myten om klimakteriet i den västerländska kulturen är att kvinnan först blir skvatt galen, för att sedan, efter några år av gråtattacker och elaka utfall, förvandlas till torrlagd käring med alldeles för hög och tydlig röst. Med den västerländska myten som grund är det lätt att bli en sådan som framhåller nyttan av östrogen, och därmed ungdom, till alla. Men om det nu är så att kvinnan faktiskt blir lite argare i femtioårsåldern, kanske det är på tiden.

Vad gäller synen på ungdom ändrar sig perspektiven. Om fyrtiofem ter sig gammalt när man är en ung kvinna på tjugo, är femtio påfallande ungt när man fyller sjuttio och äntligen anlägger en kryddgård.

MONIKA, 62

"Det viktigaste med klimakteriet var att jag fick en chans att bestämma mig. Jag hade ägnat varje vaken minut åt att serva andra, både hemma och på jobbet, och jag tror att det var hormonerna i kroppen som sa stopp. Vems liv levde jag? Var jag till för mig själv eller för andra?"

Monika sa upp sig som sekreterare när hon fyllde femtiofem och blev i stället dagmamma åt sina två barnbarn:

"Om andra haft fri tillgång till en i fyrtio år kan det säkert vara dags att tänka på sig själv. När jag tänkte efter kom jag på att perioden som jag tyckt mest om i mitt liv var när mina barn var små. Det är precis lika roligt med barnbarnen. Det tycker min man också. Han tycker att det nästan är som förr."

KAPITEL 22

I vilket jag konstaterar att samma hormoner som förmodats göra friska kvinnor ännu friskare orsakar allvarliga rubbningar i djurens fortplantningsorgan. Hur många har tänkt på att resterna från östrogenplåster och p-piller hamnar ute i naturen?

Att mata friska kvinnor med hormoner i drygt ett halvt sekel är som att mata levande kor med döda får. Konsekvenserna visar sig inte med detsamma. Människan lever länge. Det kan dröja mycket länge innan konsekvenserna av hormonpåverkan syns, en del, visar det sig, dyker upp först i nästa generation. Andra syns på fåglar och fiskar, långt innan det går att förstå varför fåglar och fiskar inte längre förökar sig som förut.

Östrogenet upptäcktes 1923. Först på femtiotalet började experimenterandet med kvinnornas hormonbalans i stor skala. Hur vågade man? Hur vågar man fortsätta när läkarna och forskarna insett att de fortfarande inte vet tillräckligt om helheten? Särskilt som det visar sig att helheten är betydligt större än östrogenbalansen i den enskilda kvinnokroppen, även om också den gång på gång visat sig ömtålig nog.

I böcker om klimakteriet står det mycket om östrogenets mer eller mindre förmodat välgörande inverkan på kvinnor. Det brukar även stå en del om skillnaden mellan p-pillerbehandling och östrogenbehandling. Det står sällan eller aldrig något om östrogeners påverkan på naturen i övrigt, på fiskar, fåglar, däggdjur och människor som inte svalt ett östrogenpiller eller klämt fast ett östrogenplåster i sitt liv. På flickor och pojkar, på kvinnor och män. Ska man hitta sådana fakta, får man välja andra sökord på nätet eller i arkiven. Eller gå till böcker som använder helt andra undersökningar och helt andra forskningsstudier till stöd för sina teser.

Läser man ena stunden om miljöpåverkan orsakad av hormoner och andra stunden om behandling av kvinnor med hormoner verkar det som om det ena östrogenet inte har med det andra att göra. Den *ena* hormonpåverkan, den som pågår i den delen av naturen som finns utanför kvinnokroppen, är konstaterad skadlig många gånger om. Eller som forskaren Sari Mäkelä bistert konstaterade under konferensen ”Feminiseringen av Moder Natur”, hösten 2002:

> ”En viss mängd östrogen till en kvinna efter klimakteriet har sannolikt helt annan effekt än motsvarande dos till ett spädbarn.”

Den *andra* hormonpåverkan, den som pågår inne i kvinnokroppen, har tills för bara ett år sedan ansetts skydda mot fler sjukdomar än jag än en gång orkar räkna upp och dessutom påståtts förenkla livet på ett ofarligt vis för såväl fertila som infertila kvinnor.

Det är lite pinsamt att behöva påpeka detta. Vi är några stycken som inte funderat särskilt mycket över sambanden mellan den ena hormonpåverkan och den andra.

Det är samma gamla hormoner det handlar om i båda fallen. De syntetiska östrogenerna uppstår inte ur intet, de framställs i industrin. De förintas inte i kvinnokroppen, de förs ut ur kroppen via urin och avföring och spolas ut i avloppsledningarna. De stoppas dessvärre inte heller av reningsverken utan förs via aldrig så omsorgsfullt renat avloppsvatten ut i åar, sjöar och hav. År 2000 varnade zoofysiologiska institutionen vid Göteborgs universitet för höga östrogenhalter i vattnet som släpptes ut från det fullständigt ordinära reningsverket i Lerum. Provtagningen gjordes sedan bohuslänska kustfiskare i åratal påpekat att fiskfångsterna blivit allt mindre. Forskarna konstaterade att hanfiskarna utvecklat kvinnliga egenskaper och att honfiskarna blivit sterila. Halten etinylöstradiol i havsvattnet – det vill säga det syntetiska östrogen som finns i p-piller – var fyrtiofem gånger högre än vad som krävs för att göra fisk steril i laboratoriemiljö. Dessutom hade östrogenet anrikats i fisken, vilket innebar att i själva fisken kunde östrogenhalten vara tusen gånger högre än i havsvattnet.

Det här är inga hemligheter. De flesta kommunala reningsverk i Sverige släpper ut vatten som innehåller rester av östrogenbehandling. I en intervju i *Dagens Nyheter* hösten 2002 sa Leif Norrman, professor i akvatisk ekotoxikologi vid Lantbruksuniversitetet i Ultuna, att ”p-piller är den absolut viktigaste källan till hormonstörande ämnen i svenska vattendrag”. I en artikel i *Expressen* hösten 2001 beskrivs rentav det svenska dricksvattnet som ”en medicinsk cocktail med antibiotika, morfin och östrogen”.

Det är djupt obehagligt att läsa sådant. Det är illa nog som det är med östrogenhalterna ute i naturen, så illa att riktigt drastiska formuleringar tenderar att väcka ens motstånd. Ändå innehåller texten en kärna av sanning. I Apoteksbolagets skrift *Läkemedel i miljön*, från 2002, konstateras utan vidare spisning att ”ett stort antal läkemedelssubstanser har upptäckts i avloppsvatten, ytvatten, dricksvatten och slam". I en rapport från seminariet "Feminiseringen av Moder Natur", publicerad sommaren 2003, säger professorn och gynekologen Britt-Marie Landgren:

> "Det är sannolikt att den totala användningen av kvinnliga könshormoner har nått sin topp och inte kommer att öka avsevärt under de närmaste åren. Dock innebär den nuvarande konsumtionen att en inte försumbar mängd könshormoner, framför allt östrogener, kommer ut i naturen via avlopps- och reningssystem."

Självklart är detta inte ett svenskt problem. Tvärtom. I mer tättbefolkade länder är problemen med utsläpp av östrogen förstås ännu större. I en jämförelse med tester som gjorts i havsvatten utomlands, konstaterade forskarna i Göteborg att mätningar i Frankrike, utanför Le Havre, gett liknande resultat vad gäller vattnets östrogenhalt. Även de franska forskarna pekade på den höga förekomsten av "hormonella restprodukter av p-piller och klimakteriepreparat".

Vad som är "rent vatten" har blivit en definitionsfråga. Om ingen kommer på den bisarra idén att mäta huruvida det finns östrogen i vattnet, kommer det heller inte att finnas östrogen i vattnet. Den mänskliga kroppen har inte hunnit med att utveckla något instinktivt försvar mot den moderna tidens kemiska farligheter. Våra stenålderskroppar känner igen lukten av skämt kött, spottar när de känner smaken av rutten fisk, undviker automatiskt att välja mögligt bröd och vägrar absolut att dricka vatten som är grumligt och slemmigt grönt. Stenålderskroppen har däremot inte en chans att identifiera och bli skrämd av innehållet i ett litet prydligt förpackat piller, hur giftigt det än är. Ser kranvattnet eller badvattnet klart och friskt ut, kan stenålderskroppen heller aldrig tro att vattnet innehåller en dos kvinnliga könshormoner.

För femtio år sedan var det inte många som åt p-piller. Inte heller var det många som hade en tanke på att innehållet i avloppsvatten i sinom tid skulle komma att påverka livet i de oerhörda vattenmängderna på jorden.

Med tiden har det blivit allt fler kvinnor på jorden som behandlas med hormoner, både i fertil och i infertil ålder. Problemet är att få moderna reningsverk är byggda med tanke på att det är kvinnorna som ska hormonbehandlas, inte miljön runt omkring. Från sjukhusen spolas oändliga mängder läkemedel ut varje dag, inte minst därför att man kastar bort sådant som blir över när förpackningarna är för stora. Vid en miljöutredning, gjord 1999 vid Huddinge sjukhus, utanför Stockholm, konstaterades det att ungefär 500 liter flytande läkemedel hälldes ut i avloppet varje månad – bland annat stora mängder cellgifter, antibiotika och hormoner. Tidningen *Miljörapporten*, som redovisade undersökningen, räknade ut att om andra storsjukhus i landet hällde ut lika mycket, hällde sjukhusen totalt ut 200 000 liter läkemedel i de svenska avloppsledningarna under ett enda år.

Det finns forskare som har krävt att sjukhus ska ha egna reningsverk. Christel Gustafsson, biolog, verksam vid Uppsala universitet, menade till och med, i en studie för Livsmedelsverket år 2001, att ”urin från personer som intar långlivade läkemedel borde behandlas som farligt avfall”.

Med tiden har östrogenhalten i vattendrag och sjöar blivit allt högre. Med tiden har halterna blivit så höga att naturen numera östrogenbehandlas kontinuerligt, dessutom i allt högre doser. Med tiden har denna långvariga samt vartefter alltmer heltäckande hormonbehandling av allt levande fått allt tydligare konsekvenser.

I november 2002 anordnade Kungliga Skogs- och Lantbruksakademien en konferens i Stockholm. Namnet på konferensen var "Feminiseringen av Moder Natur" och den handlade om de syntetiska östrogenernas och de så kallade xenoöstrogenernas konsekvenser för fåglar, fiskar, däggdjur och, i alltmer förfärande påvisbarhet, människor. Anders Svensson, fil. dr och ekotoxikolog vid Svenska Miljöinstitutet, skriver i sin rapport från konferensen:

> "Utsläpp av östrogenhärmande ämnen i vattenmiljön har uppmärksammats genom iakttagelser av defekter i utveckling och reproduktion hos fisk och andra vattenlevande ryggradsdjur."

Samt:

> "Ämnen med olika ursprung och sammansättning har påvisats ge östrogena effekter. Även om sambanden mellan olika kemiska ämnens identitet och hormonstörande effekter ännu är lite kända, är betydelsen av naturliga östrogener som utsöndras av människor och djur och syntetiska steroider från p-piller dokumenterad från flera håll."

Och, vill jag särskilt påpeka, uttrycket "naturliga östrogener" betyder i detta sammanhang *inte* att de är naturligt förekommande. Även så kallade naturliga östrogener är framställda av läkemedelsindustrin. De kallas "naturliga" eftersom de har samma kemiska sammansättning som de östrogener kroppen själv producerar. De kroppsegna östrogenerna bryts ned till ofarlig molekylnivå innan de ens lämnar kroppen, medan de industriframställda ”naturliga” östrogenerna bryts ned snabbare i naturen än de industriframställda, som kallas ”syntetiska”. Men riktigt hur lång tid det tar för de industriframställda östrogenerna att brytas ned över huvud taget, vet ingen. Så sent som 2002 gjorde Läkemedelsverket ett försök att stoppa ett nytt läkemedel, ett plåster med samma verkan som p-piller. Man hänvisade till att det redan fanns andra medel med samma kliniska effekt och att plåstren skulle fortsätta att läcka syntetiskt östrogen när de spolades ut i miljön. För att säkra den graviditetshämmande effekten på kvinnorna är plåstren nämligen generöst preparerade med syntetiska hormoner. Risken finns att merparten av hormonet finns kvar när plåstret, helt enligt anvisningarna på förpackningen, slängs efter en vecka.

Låt mig förklara.

Fördelen för den enskilda kvinnan med plåstrens östrogen är att östrogenet som tas upp via huden inte behöver passera tarmen och levern innan det kommer ut i blodet. Levern metaboliserar östrogen, det är det levern är till för. Det betyder att levern gör sitt bästa för att bryta ned även det starka, syntetiska östrogenet till svagare sorters hormoner. Detta innebär dels att levern utsätts för extra påfrestning, dels att man måste ge den pillerätande kvinnan större doser hormoner om de ska ge önskad effekt.

Nackdelen för miljön är att via plåstren kommer de starkare, mer potenta, syntetiska östrogenerna rätt ut i avloppsvattnet. Via pillren kommer å andra sidan de metaboliserade östrogenerna också ut i avloppsvattnet, men de är onekligen inte riktigt lika potenta.

Arne Victor, gynekolog och klinisk handläggare på Läkemedelsverket, drev frågan om p-plåstren till EU. Där visade det sig att det stred mot EU:s regler att vägra släppa in läkemedel i Sverige, eller för den delen i andra EU-länder, av miljöskäl. Potentiella hormonskador på miljön är inte skäl nog att stoppa ett läkemedel som industrin har lust att lansera.

Sedan dess har det i stället kommit nya rekommendationer från Läkemedelsverket angående hormonplåstren. De ska behandlas som "brännbart avfall", det vill säga inte spolas ut i avloppet. Dessutom har svenska regeringen tillsatt en granskare som under loppet av ett år ska granska miljöaspekten av alla läkemedel. En snygg gest möjligen, men samtidigt en gigantisk, för att inte säga omöjlig, uppgift.

Hur ska man kunna övervaka vad som sker med hormonmedel till människor eller djur, när de väl hämtats ut på apoteket? På en del p-pillerförpackningar står det numera att icke använd medicin inte ska spolas bort, men inte på alla. Arne Victor konstaterar apropå p-plåstren:

> "Det intressanta är att det var första gången som miljöaspekter på läkemedel togs upp i EU."

Återigen får man intrycket av att östrogen till kvinnor och östrogenpåverkan i naturen är två olika saker. Det låter också som om följderna av östrogenpåverkan av levande organismer är en ny kunskap. Inget kunde vara mer felaktigt. Även om entusiasmen för östrogenet som ungdomselixir, lyckopiller och allmänt välgörande friskvårdspreparat har övervägt under de gångna decennierna, har det även i vanliga, svenska dagstidningar funnits tidiga rapporter om hur extradoser av kvinnligt könshormon påverkar människor som inte alls varit hos doktorn och fått recept mot vare sig svettningar eller graviditet.

Redan 1950 skrev *Dagens Nyheter* att ”regeringen överväger att införa recepttvång för en del hormonpreparat sedan föreståndaren för Statens farmacevtiska laboratorium, professor Håkan Rydin, slagit larm om att deras användning fått helt andra konsekvenser än avsett.”

1950 ansåg man att östrogenkrämer gjorde underverk för kvinnohyn. Krämerna blev snabbt populära. Det professor Rydin upptäckt var att krämerna ”sannolikt hade orsakat att tusentals kvinnor fått förändringar i genitalorganen”:

> ”En undersökning har givit till resultat att 16 av 17 patienter visade förändringar i vagina efter en tids behandling med hudkräm innehållande hormon.”

Vänligen notera att professor Rydin på intet vis ville ta bort krämerna från marknaden. Fördelarna måste alltid vägas mot nackdelarna. Glöm aldrig detta favoritmantra i debatten kring huruvida friska kvinnor ska behandlas med hormoner eller ej. Rydin ville endast receptbelägga ”östrogena ämnen och beredningar därav, eftersom blödningarna och symptomen i övrigt förväxlats med dem som uppkommer efter långvarig östrogenterapi.”

Symptomen som uppkommer efter långvarig östrogenterapi?

Vad visste professor Rydin som dr Robert A. Wilson, eller för den delen dr Mirjam Furuhjelm, inte hade lust att låtsas om?

Vad vet gynekologer i dag om biverkningar som de av olika skäl inte rapporterar till centrala register? En studie vid Läkemedelsverkets regionala biverkningsenhet i Umeå, presenterad våren 2003, visar att åttiofem procent av misstänkta fall av hjärnblödningar och blodproppar *inte* kommer in i registret. Trots att patienterna behandlats med till exempel p-piller och östrogenersättning vid klimakteriebesvär. Trots att blodpropp är en känd biverkning av just dessa medel. Trots att över tiotusen fall av blodpropp i ben och lungor behandlas vid svenska sjukhus varje år, hade bara en bråkdel av fallen rapporterats som misstänkt biverkning av behandling med östrogen. Vad det betyder för riskbedömningen av östrogenbehandling att så många fall av blodpropp inte rapporteras, kan vara värt att fundera över.

Det framgår av klipp från 1950-talet i *Dagens Nyheter* och *Svenska Dagbladet* att flera kvinnor av misstag fått livmodern bortopererad innan man kopplat bruket av östrogenkrämer i ansiktet till blödningarna från slidan. Läkarna hade dragit den felaktiga slutsatsen att blödningarna berodde på cancer i livmodern och beordrat kastration. Samtidigt experimenterade franska läkare med att smörja in östrogenkrämer på brösten på kvinnor med "barnsliga, outvecklade bröst", som det heter i en artikel i *Svenska Dagbladet* år 1950. Den franske läkaren F. H. Dupraz, som "vunnit erkännande av Académie Médicine" för sina ansträngningar, såg framför sig en inte alltför avlägsen framtid "då alla kvinnor har vacker välformad byst". Inte heller då insåg man konsekvenserna av vad man höll på med. Även kvinnor som smörjde in brösten med östrogenkräm fick dessvärre blödningar från slidan.

Drygt femtio år efteråt är det hisnande att se med vilken lättsinnig ton misstagen rapporterades. Allmänheten lugnades i vanlig ordning, ty "de riktigt starka hormonpreparaten" såldes trots allt bara via läkarrecept, "varför risken för överdoseringar av de starkare preparaten torde vara ganska liten".

Ett år senare, 1951, handlar tidningsklippen inte lika ofta om hormonbehandling av kvinnor utan om hormonbehandling av djur. Kalvar och smågrisar hade injicerats med hormoner och dessutom tillförts ytterligare hormoner via fodret. Resultaten var häpnadsväckande. Kalvarna och smågrisarna ”blir fullviktiga på något år”. *Expressen* berättar om dessa lyckade försök vid Österrikes Veterinärmedicinska Institut strax utanför Wien:

> ”Professor Johann Amschler har lyckats över förväntan med hormonexperiment på nötboskap och svin.”

Sedan presenteras det allra skojigaste experimentet som man utfört på Veterinärmedicinska institutet:

> ”Hormonerna kan också användas på ägg med överraskande resultat. Ett ägg med foster till en tupp får en hormoninjektion – kycklingen blir en höna!”

Hormonbehandlingen av djur blev en kommersiell succé. I en tid när ekologiskt jordbruk var det enda som fanns och tron på naturvetenskapens landvinningar var helt utan gräns, tedde det sig lovande med såväl snabbväxande ”broilers” som ”kromosomkalvar”. Ungefär lika lovande som det nuförtiden ter sig med genförändrade grödor, frestas man tillägga.

Detta sista var en parentes.

Bara några år senare, 1959, rapporterar *Expressen* att i USA ges hormonpreparat till ”åttio procent av alla slaktdjur och cirka 200 miljoner kycklingar årligen”. Det visar sig redan på det här tidiga stadiet att det på människor som ätit det hormonbehandlade köttet ”konstateras allvarliga hormonrubbningar". I Sverige började Veterinärstyrelsen få kalla fötter. Visserligen hade man varken omedelbara planer på att stoppa försäljningen av hormonbehandlat kött eller förbjuda hormonbehandling av köttdjur. Men i en intervju i *Expressen* säger veterinärrådet Torsten Blom:

> "Vi har hela frågan under utredning. Vi har nyligen haft ett sammanträde med de medicinska auktoriteterna på området som är helt överens med oss om att hormonbehandlingen bör upphöra."

Så blev det inte. Så blev det inte *alls*. 1961 kom bara ett första svenskt förslag om att förbjuda "hormonbehandling av nötkreatur, fjäderfä eller annat husdjur i syfte att befrämja tillväxten eller påverka köttets beskaffenhet eller dess sammansättning".

Sverige var tidigt ute med misstänksamheten mot hormonbehandling av djur, vilket onekligen ter sig en smula paradoxalt med tanke på hur välvilligt man i alla år sett på hormonbehandling av kvinnor. Men så sent som 1988, samma år som EU äntligen fattade beslut om att förbjuda hormonbehandling av slaktdjur i tillväxtskapande syfte, nödslaktades fjortontusen kalvar i Västtyskland sedan det avslöjats att de var "fulla av tillväxthormoner".

Hormonbehandlingen av djur pågår fortfarande, trots förbud och trots att man vet att hormonerna i köttet går över till människor. Man vet mycket väl att hormonerna inte bryts ned och blir ofarliga, för larmen har varit många redan från start. Från USA och England rapporterades redan på femtiotalet om småflickor som fått bröst och som börjat menstruera sedan de ätit hormonbehandlat kött eller haft pappor som arbetat på industrier som sysslade med framställning av östrogenpreparat. 1953 rapporterade dr Harald Barber, docent i fysiologi vid universitetet i Nottingham, förfärande resultat från laboratorier som sysslade med framställning av syntetiskt östrogen. Att tuppkycklingar med hjälp av hormoninjektioner i ägget kunde förvandlas till små blivande hönor, hade väckt munterhet. I Nottingham var det inte lika roligt:

> ”Män som sysslar med dessa hormonpreparat förvandlas långsamt till kvinnor genom att deras sekundära könsegenskaper påverkas.”

1961 skrev *Expressen* om ”dunderdrogerna” som ges till djur för att de ska växa snabbare. ”Dunderdrogen” är en blandning av olika sorters östrogen:

> ”Verkningarna har framför allt studerats utomlands, främst på folk som varit utsatta för hormonets verkan, till exempel i industri eller vid tillverkning av foder. Män har blivit impotenta. De har fått kvinnliga former. Barn, ungdomar, män, kvinnor utsätts för en påverkan som kan leda till fruktsamhetsstörningar och inresekretoriska rubbningar. Vetenskapen lägger utomordentlig vikt vid detta i sin bedömning av huruvida denna dunderdrog skall få användas i vår vardagsmat. Det är en konsumentfråga som sträcker sig vida över de gamla vanliga med pris och kvalitet. Utomordentlig vikt läggs också vid östrogenernas misstänkt cancerframkallande verkan. Laboratorieförsök med djur har lett till bröst-, livmoder-, njur-, testikel-, och blodkräfta.”

Tiden gick. 1984 rapporterades det från Puerto Rico att tusentals barn under en lång följd av år visat tecken på onormal sexuell utveckling. Små flickor hade fått bröst, små pojkar hade deformerade könsorgan. En baby på nio månader hade börjat menstruera. Bekymrade lokala läkare konstaterade att barnen hade höga östrogenhalter i blodet – barn före puberteten ska inte ha något östrogen alls i kroppen. Om kyckling, ägg och mjölk uteslöts ur barnens mat, sjönk östrogenhalten. Miljökatastrofen rullades upp med hjälp av en amerikansk reporter, Robert Friedman, som flyttat till Puerto Rico med sin familj. Friedmans arton månader gamla dotter drabbades 1982 av samma symptom i sexualorganen som många puertoricanska barn haft dessförinnan.

När Friedman började ställa frågor och skriva om barnens symptom, väckte reportagen uppmärksamhet i USA. Det visade sig vid laboratorietester att såväl kött som mjölk och ägg från lokala producenter innehöll höga halter östrogen. Att USA redan 1961 förbjudit inblandning i djurfoder av ett ämne som innehöll flera olika östrogener och som heter DES, hade inte hindrat djuruppfödare i Puerto Rico från att fortsätta. Hormonbehandlingen frambringade bevisligen mycket mat, både snabbt och billigt.

Efter år av upprördhet och undersökningar, slutade historien i absolut ingenting. Att barnen fått skador gick inte att betvivla. Huruvida någon kunde ställas till svars visade sig vara en helt annan sak.

Hormonbehandlat kött tycker få är någon bra idé nuförtiden. I princip. I verkligheten finns det däremot gott om hormonbehandlat kött. I en intervju i *Expressen* 1993 hävdar holländske EU-parlamentarikern Jaak Van Demoulenbroucke, som på EU:S uppdrag undersökt användningen av hormoner i djurhållningen, att i Europa är kött från hormonbehandlade djur betydligt vanligare än kött från icke hormonbehandlade djur. Förbuden mot hormonbehandling av djur i tillväxtfrämjande syfte väger lättare än viljan att få fram mycket kött på billigt sätt.

I USA är djuruppfödare sedan 1979 förbjudna att operera in östrogensipprande kapslar på sina slaktdjur. Däremot finns hormonkapslarna kvar som alternativ för kvinnor som av någon anledning varken vill äta p-piller eller använda plåster. Och i dag, när östrogenhalten i vattendragen är så hög att den låter sig mätas långt ute i Östersjön, innehåller fortfarande alla p-piller, utan undantag, etinylöstradiol. På svenska Läkemedelsverket har man frågat sig varför man inte försöker hitta ett annat ämne som inte ger sådana uppenbara skador på miljön. Gynekologen Arne Victor igen:

> ”Svaret är väl att det går på rutin. Man vet biverkningar och verkningar och industrin slipper krångliga prövningar som numera krävs för nya läkemedel. Etinylöstradiolet är välkänt.”

Detta är så sant som det är sagt.

KAPITEL 23

I vilket det blir riktigt obehagligt. Nu handlar det om xenoöstrogener, hormonhärmande ämnen som har sitt ursprung i den kemiska industrin. Vad händer med män som utsätts för extra doser kvinnligt könshormon? Eller med små pojkar och flickor?

Det finns en lång rad kända och okända kemiska ämnen som kallas xenoöstrogener. Xenoöstrogenerna har sitt ursprung i ökända samt välkända kemiska miljöbovar som DDT, PCB, dioxin och bland tungmetaller som kvicksilver och bly. De återfinns även bland mjukgörare av plast. De är ofta klorföreningar. De dyker upp bland bekämpningsmedlen i jordbruket, uppstår som biprodukter vid tillverkning av pappersmassa, utsöndras ur vissa lösningsmedel, och så vidare i en alltmer komplicerad oändlighet. Sammantaget betyder detta att xenoöstrogenerna hör intimt samman med den moderna livsstilen och de ungefär femton miljoner olika kemikalier som människan lyckats framställa åt sig de senaste femtio åren. Dessa kemikalier, plus ytterligare kemiska föreningar som de sinsemellan ger upphov till utan att någon vet var, när och hur, är del av allas vår vardag. De finns i och omkring oss alla. Var vi än är på jorden, vare sig vi är djur eller människor, vare sig vi ens är födda ännu eller ej.

Jag tänker inte ge mig in bland xenoöstrogenerna särskilt mycket. Xenoöstrogenerna är trots allt en annan historia än att medelålders kvinnor behandlas med östrogen för att slippa svettas.

Xenoöstrogener är moderna, kemiska ämnen som egentligen inte har ett dugg med det kvinnliga könshormonet östrogen att göra. Xeno är hämtat från grekiskan. Ordet betyder ”främmande”. Xenoöstrogener är inte östrogener. De kan däremot härma östrogenets egenskaper.

Därmed har xenoöstrogenerna en inbyggd förmåga att rubba hormonbalansen hos allt levande. Egenskapen gör att de till exempel kan förändra fortplantningsförmågan och sexualorganens funktion och utveckling hos människor och djur. Man vet föga om vid vilka koncentrationer som skadorna uppstår. Vilka skador xenoöstrogenerna orsakar beror bland annat på när organismen utsätts för påverkan. Somliga skador blir tydliga först i en senare generation.

Att moderna kemikalier kan ha hormonstörande effekter är en relativt ny kunskap. Den som försöker förstå följderna av deras verkningar i naturen hamnar i många, sinsemellan disparata undersökningar som ömsom handlar om fiskar, ömsom om alligatorer, ömsom om fåglar och ömsom om människor.

En undersökning handlar om eskimåkvinnor, som ammar sina bebisar länge och som i stor utsträckning livnär sig på enbart fisk. Fisken innehåller höga halter miljögifter med östrogenhärmande egenskaper. Det visar sig att barnen får inlärningssvårigheter. Det visar sig att småpojkarna i ovanligt hög grad har testiklar som aldrig vandrar ned i pungen.

En annan undersökning handlar om en sjö i Florida. Det ursprungligen stora beståndet av alligatorer minskade kraftigt. Sedan forskarna undersökt orsakerna visade det sig att hanarna hade små, outvecklade könsorgan. Att honorna var tvekönade eller sterila. Att många av alligatorerna var sexuellt desorienterade och inte följde normala parningsbeteenden. Sjön hade använts som förvaringsplats för läckande DDT-behållare. Vattnet innehöll höga halter av DDT. DDT är ett av de ämnen som visat sig ha hormonstörande egenskaper.

En tredje undersökning handlar om nyfödda möss som utsatts för låga doser av flamskyddsmedel under ett känsligt skede av hjärnans utveckling. Även flamskyddsmedel har hormonstörande effekter. Mössen fick obotliga skador på hjärnan. De fick försämrat minne och blev hyperaktiva.

Liknande resultat redovisas av forskare över hela världen. De har granskat foreller, ankor, räkor, hundvalpar, marsvin, möss samt apor och kaniner. Resultaten har publicerats, rapporthögen har blivit allt större. Helheten förblir osynlig, inte minst därför att den ter sig mer komplicerad för var dag som går.

Historien om xenoöstrogenerna hänger ihop med östrogenbehandlingen av kvinnor på så sätt att allt levande numera påverkas *både* av xenoöstrogener *och* av restprodukter från de syntetiska östrogenerna. Verkan från de hormonhärmande kemikalierna och resterna från hormonpreparaten adderas på ett destruktivt sätt. Hur, var och när de samverkar och vad feminiseringen av naturen betyder för framtida generationer diskuterar just nu forskare över hela världen.

För att ta ett tydligt och enkelt exempel:

För att pojkar alls ska kunna bli pojkar måste moderns kvinnliga könshormoner hindras från att påverka fostrets utveckling till pojke. Detta grundläggande faktum går man inte och tänker på. Självklart ska inte pojkfoster duschas med mammans kvinnliga könshormoner, särskilt inte under ett känsligt utvecklingsskede. Sådant har naturen sett till. Även om naturen gör missar och det i alla tider fötts barn som visat tecken på att vara tvekönade eller haft osäker könstillhörighet så har huvudregeln varit klar: mammans hormoner blockeras via moderkakan på det att ett foster med en y-kromosom ska kunna utvecklas till en pojke.

Häri ligger en av riskerna med närvaro av syntetiska könshormoner eller xenoöstrogener i naturen. De går tvärs genom de barriärer som naturen ställt upp.

I boken *Chlorine and the Environment*, från 2001, står det så här apropå organiska klorföreningar som anrikats i naturen, antagit östrogenliknande egenskaper samt passerat via moderkakan:

> ”Mänskliga foster kan utsättas för halter som inte skulle anses godtagbara för vuxna.”

Så långt har vi kommit nu. Det finns gränsvärden. Dessa kan överträdas. Ännu när jag var liten sprutade goda husmödrar kläder och garderober med DDT. Surrade myggen i sovrum och barnkammare kom mamma med sprutan, och så fick luften en dusch. Sprutan stod annars i köket där det emellanåt fanns flugor som skulle expedieras på ett effektivt sätt. Jag minns lukten. Hur mycket DDT jag andades in som barn har jag ingen aning om. Numera vet jag att kemikalien inte försvann samtidigt som lukten. Den blev kvar.

Var för sig har biologer, marinbiologer, immunologer, gynekologer, onkologer, endokrinologer, kemister, zoologer, allmänmedicinare och andra specialister hållit på sedan femtiotalet med studier av vad hormoner och kemikalier åstadkommer. Tvärvetenskapligt och i stor skala har de bara hållit på sedan 1991, sedan Wingspread-konferensen i Wisconsin, USA. Då slog tjugoen forskare från olika vetenskapliga områden för första gången gemensamt fast att hormonstörningarna i naturen var ett oavvisligt, dock till stor del outforskat, faktum.

När biologen Rachel Carson 1962 gav ut sin bok *Tyst vår* fick en hel värld klart för sig vad besprutning med DDT och kvicksilverbetat utsäde fått för förfärande konsekvenser för djurvärlden. Sedan dess har väckarklockorna skrällt i miljön så pass ofta att man nästan vant sig. Först 1996 kom nästa bok som på ett liknande, bara ännu mer skrämmande sätt sammanfattade ett par decenniers forskning kring den pågående östrogenbehandlingen av naturen. Boken, *Our Stolen Future*, är skriven av Theo Colburn, forskningsansvarig vid World Wildlife Fund i Washington D.C. Theo Colburn var en av initiativtagarna till Wingspread-konferensen. Hon och hennes medarbetare hade då i sju år metodiskt såväl samlat som analyserat forskningsdata kring hormonell påverkan på djur och människor.

Ett av forskningsprojekten som väckte forskarnas uppmärksamhet var en dansk granskning av sextio vetenskapligt genomförda spermieräkningar från tjugoen olika länder under åren 1940 till 1990. Granskningen presenterades 1993 av läkaren och reproduktionsforskaren, sedermera även professorn Niels Skakkebæk, verksam vid Rigshospitalet i Köpenhamn. Skakkebæk visade att mängden manliga spermier per utlösning sjunkit till hälften under en femtioårsperiod. Han hävdade att förklaringen stod att finna dels bland syntetiska östrogener, dels bland östrogenhärmande ämnen från den kemiska industrin. Att pojkar redan från fosterlivet utsätts för överdoser av kvinnliga östrogener får sina konsekvenser, hävdade Skakkebæk, och fick i detta stöd av bland annat brittiska forskare. De hade gjort sina egna spermieräkningar och dragit samma slutsatser.

Självklart fick Skakkebæk kritik.

Självklart har i stort sett varje forskare som med sina studier visat att fiskar, fåglar, däggdjur och människor visat prov på hormonstörningar fått kritik. Vartefter tiden gått och studierna blivit fler har misstankarna dessvärre övergått i visshet. Syntetiska hormoner och hormonstörande kemikalier kan orsaka minskad spermieproduktion, förkrympta penisar, testikelcancer, prostatacancer, bröstcancer, livmodercancer, sänkt immunförsvar och minskad inlärningsförmåga.

Listan är ofullständigt hämtad från Theo Colburns bok, från 1996. Sedan dess har den bekräftats av ytterligare forskning. Våren 2002 gjordes på uppdrag av WHO, Världshälsoorganisationen, och ILO, den internationella motsvarigheten till svenska LO, en sammanställning av befintlig forskning kring östrogener och xenoöstrogener i naturen. Forskningsrapporterna handlade om förekomsten av organiska miljögifter (som dioxin och DDT), industrikemikalier (som mjukgörare i plaster), samt läkemedelsprodukter (som östrogen och etinylöstradiol) i vatten, föda, andra konsumentprodukter än föda samt som restprodukt efter förbränningsprocesser.

Richard Bjerselius, toxikolog på Livsmedelsverket, har gjort en lista över eventuella skador som diskuteras bland forskarna i dag. Hormonpåverkan kan orsaka förändringar av:

- spermiekvalitet och spermiers funktion
- fertilitetsförmåga
- tiden det tar för en kvinna att bli gravid
- missfallsfrekvens

- förhållandet mellan hur många pojkar respektive flickor som föds

Hormonpåverkan kan även:
- orsaka abnormiteter hos könsorganen
- framkalla sjukdomar i mäns och kvinnors fortplantningsorgan
- ge upphov till tidig könsmognad

Möjligen är det värsta av allt att hormoner och hormonhärmande ämnen kan påverka fosterutvecklingen hos människor och djur. Detta innebär att konsekvenserna drabbar framtida generationer mer än nu levande. Gör man sig uppmärksam på de här sambanden, dyker de upp titt som tätt i notiser i dagspressen numera, inte alls bara i specialtidskrifter och Greenpeace-kampanjer.

"Östrogen som finns i naturen gör att fåglar får svårt att fortplanta sig, visar en studie av vaktlar vid Uppsala universitet", rapporterade nyhetsbyrån TT våren 2003.

Forskaren Krister Halldin, verksam vid institutionen för evolutionsbiologi, hade utsatt vaktelägg för syntetiskt östrogen i en utspädningsgrad som förekommer i svenska vattendrag plus likaledes låga doser av hormonhärmande kemikalier. När äggen kläcktes visade det sig att alla honorna utom en saknade förmåga att lägga ägg. Hanarnas parningsbeteende hade förändrats.

Att dra slutsatser om vad som sker i människor i stort utifrån vad som sker i en liten population vaktlar går förstås inte. Inte heller är det enstaka rapporter om tvekönade mörtfiskar, alligatorer med tillbakabildade könsorgan, sterila abborrar, förekomsten av testikelcancer och bröstcancer eller vad det nu kan vara som väcker farhågor. Kraften i forskningsrapporterna ligger i att de vid det här laget är så oerhört många och så oerhört likartade. Forskarna har gjort den här sortens iakttagelser i hotfullt växande omfattning i ganska exakt femtio år. Exakt så länge som såväl syntetiskt tillverkade hormoner som hormonstörande ämnen släppts fria i naturen, dessutom i allt större mängder.

Att skadorna finns är konstaterat. På den punkten finns inget tvivel. Vid vilka koncentrationer skadorna uppstår, vid vilket stadium skadornas syns, huruvida skadorna upptäcks först i kommande generationer och hos vilka individer skadorna alls uppstår, vet man betydligt mindre om. Själv berördes jag illa av ett citat jag fann i Kungliga Skogs- och Lantbruksakademiens rapport, publicerad sommaren 2003. I en diskussion, efter konferensen, om östrogener i naturen och i livsmedel talade docent Jörgen Bäckström, toxikolog på Kemikontoret i Stockholm, om ett flera decennier gammalt register som upprättats över kvinnor som ätit p-piller och blivit gravida. Kvinnorna hade kanske glömt att ta sitt piller, inte förstått att de blivit gravida och därför fortsatt att ta sina p-piller. Fostren hade därmed utsatts för höga doser syntetiskt östrogen under en känslig period av sin utveckling. En del av dessa barn föddes. En del av dessa barn har nu själva hunnit upp i reproduktiv ålder och man vet sedan länge att skador av hormonpåverkan lika gärna kan synas först i en senare generation. Apropå dessa ofödda barn sa docent Bäckström:

> ”Man har inte sett något tidigare, men nu är vi väldigt spända på att se om vi kan hitta några defekter på de barnen. För ett så massivt xenoöstrogen-intag är väl svårt att hitta på annat håll.”

Theo Colburns bok *Our Stolen Future* kom ut 1996 i sin första upplaga. Den finns inte utgiven på svenska. Den sammanfattar hormonernas och de hormonhärmande ämnenas verkan på djur och människor på ett populärvetenskapligt vis, precis som Carsons bok på sin tid. Boken väckte enorm uppmärksamhet när den kom ut. Den gav upphov till omedelbara krav på förbud av sådana kemiska ämnen som i sin ursprungsform eller i nya, okända och slumpmässiga konstellationer orsakar fertilitetsstörningar på människor och djur. Förbud, minskad användning, ökad försiktighet eller i alla fall *medvetenhet* om vad exponering kan innebära skulle visserligen inte ta bort de hormonstörande ämnen som redan finns spridda i jord och vatten, möjligen skulle de inte bli mer förekommande än de redan är.

Det handlar inte bara om östrogenhärmande ämnen utan även om kemiska föreningar som härmar till exempel testosteron eller sköldkörtelhormon. Men hittills har de östrogenhärmande ämnena fått mest uppmärksamhet. I sin inledning av konferensen ”Feminiseringen av Moder Natur”, i Stockholm hösten 2002, hänvisade Leif Norrman, professor vid Sveriges Lantbruksuniversitet i Uppsala, till Theo Colburns bok, i vilken hon skrev:

> ”Genom att störa hormonernas påverkan i kroppen kan syntetiska ämnen underminera utvecklingen hos det mänskliga fostret på ett sätt som får livslånga konsekvenser. Studier på vilda djur visar gång på gång att dessa kemikalier kan sätta den normala könsutvecklingen ur spel, så att individerna föds som vare sig honor eller hanar. De kan orsaka sterilitet, förstöra intelligensen, rubba immunsystemet och ändra det naturliga beteendet hos dem som påverkas.”

Sex år efter utgivningen av Theo Colburns bok skriver professor Leif Norrman själv, i sin rapport från konferensen:

> ”I dag finns det en rad indikationer på att endokrinliknande substanser även påverkar människan. De viktigaste tecknen på detta är minskad spermieproduktion och ökad frekvens av testikelcancer. En global försämring av spermiekvaliteten har associerats till exponering för östrogenliknande substanser under tidiga faser av livet. Förändringar relaterade till hormonliknande ämnen har inte bara noterats hos män, även kvinnor drabbas genom ökad frekvens av bröst- och livmodercancer. Det finns också tecken på att könsmognadsprocessen startar allt tidigare under livet, ett fenomen som bedöms kunna ha samband med förändrade livsvanor och kemikalieexponering.”

Lägg ihop detta med vad Anders Svensson, fil. dr och ekotoxikolog vid IVL, Svenska Miljöinstitutet AB, skriver om en analys som gjorts av vatten som släpps ut från kommunala reningsverk i bland annat Stockholm, Göteborg och Malmö:

> ”Kartläggningen har visat att ämnen med östrogen effekt släpps ut från svenska kommunala reningsverk, industrier och avfallsanläggningar. En ansenlig utspädning sker i de flesta recipienter men effekter kan uppmätas även vid åars utflöde i havet. Vilka ämnen som ger dessa effekter är ännu ofullständigt kända. P-pillersubstansen etinylöstradiol i första hand och de naturliga östrogenerna östron och östradiol har visats dominera i kommunala avloppsvatten.”

Därmed lämnar jag xenoöstrogenerna och resterna av p-piller och östrogenplåster ute i naturen.

Inte för att det inte finns mer att säga. Tvärtom, det finns alldeles för *mycket* mer att säga. Det krävs snarast en bok till. Men för att avsluta.

I Apoteksbolagets skrift *Läkemedel i miljön* står det så här apropå kontrollerad östrogenbehandling, det vill säga sådan som sker via recept:

> ”Syntetiska hormoner som i ökande omfattning används som läkemedel för människor eller djur har ofta hög stabilitet. Det gör att sådana läkemedelsrester återfinns i vattnet efter reningsverken och där påverkar levande organismer.”

Går man därpå direkt till senaste upplagan av *FASS* förvånar det därför att det fortfarande står så här om läkemedlet Depo Provera, ett syntetiskt hormon som liknar det kvinnliga könshormonet progesteron:

> ”Går över i modersmjölk, men påverkar troligen inte barn som ammas.”

Troligen? *Troligen?!*

Efter alla smärtsamma omprövningar som skett under årens lopp och med tanke på den gigantiska baksmällan efter generöst bruk av sådant som till en början verkade vara problemfria välsignelser, som till exempel p-piller och antibiotika. Hur vågar de? Efter att ha haft fel så många gånger förut?

KAPITEL 24

I vilket det handlar om samtiden. Det är självklart att avråda femtonåriga flickor från rökning. Är det rimligt att utsätta dem för långvarig hormonbehandling under en känslig period i livet?

De människor som nu är mycket gamla hann komma i medelåldern innan det moderna, kemikalieanvändande jordbruket ens fanns som idé. De har växt upp omgivna av ångmaskiner, trä och järn. De var medelålders innan de syntetiskt tillverkade hormonerna togs i bruk i stor skala, innan antibiotikan upptäcktes och innan massvaccinationerna inleddes på människor och djur.

Därmed är de som är riktigt gamla i dag en annan sorts människor. De avlades, var barn, blev tonåringar och avlade själva barn i en helt annan värld än den som finns nu.

Vi som är medelålders nu har ätit antibiotika sedan vi var barn, en del av oss en hel del. Våra barn och barnbarn har också ätit antibiotika, en del alldeles för mycket. Till skillnad från våra mödrar och fäder har vi som är medelålders och yngre omgetts av allt fler kemikalier under hela vår livstid. Rätt många nu medelålders kvinnor har ätit hormoner under stor del av sitt vuxna liv, både före, under och efter graviditeterna. Slaktdjuren och fiskarna har också fått hormoner, avsiktligt eller ej. Vi har ätit djuren.

Vi vet inte mycket om hur detta påverkar oss. Den som läser böcker om kvinnor och klimakteriet läser om äggstockar och östrogennivåer som om världen utanför kvinnokroppen inte fanns.

Vad händer på lite sikt när medelålders kvinnor äter östrogen och *dessutom* tillförs östrogen via sin omgivning? Vad händer med unga kvinnor som äter p-piller och *dessutom* dricker vatten som innehåller etinylöstradiol? Vad händer med dem som nu är pojkar och som snart ska bli män? Ingen generation före den som nu är barn och tonåringar har östrogenbehandlats under hela sin uppväxt. De syntetiska könshormonerna och xenoöstrogenerna öppnar vägar som borde ha hållits stängda.

En västerländsk flicka som fyller femton i dag rekommenderas rutinmässigt p-piller – som vanligt eftersom fördelarna är fler än nackdelarna och som vanligt utan att föräldrarna får veta om det. Den femtonåriga flickan som får sin första p-pillerkarta och vars egen produktion av östrogen och progesteron precis kommit igång och är så pass ny att menstruationen möjligen inte hunnit att stabiliseras, har dessförinnan ammats med en bröstmjölk som innehållit det östrogenhärmande miljögiftet dioxin.

Det gör all bröstmjölk. All bröstmjölk i hela världen innehåller numera en hel del som inte har i bröstmjölk att göra. Eventuellt innehöll bröstmjölken även östrogen framställt av läkemedelsindustrin, eftersom hennes mamma kanske började äta p-piller igen direkt efter förlossningen. Därtill var hon rekommenderad, eftersom amning inte är något säkert skydd mot ny graviditet.

Om man samtidigt påminner sig alla antibiotikakurer den

femtonåriga flickan fått under sin uppväxt, lägger till kemikalierna i jättepåsarna med lösgodis hon ätit och tänker på hur konstigt det blivit att den nyttigaste maten – fisk, till exempel – inte längre rekommenderas till gravida kvinnor ... så är det svårt att sia om framtiden. Framtiden väcker oro. Oron börjar närma sig vånda.

När den nu femtonåriga flickan börjar vilja ha egna barn, någonstans efter fyllda trettio, har hon tillförts syntetiska hormoner i femton år. Om hon dessutom hunnit spruta silikon i brösten och något svullnande ämne i läpparna, har även det sin påverkan. Hur vågar läkarna påstå att det inte spelar någon roll för en kvinnas kropp om man stoppar in främmande material i den? Hur vågar de lova en ung kvinna att silikon inte kommer att påverka hennes möjligheter att amma i framtiden? Hur vågar de när de inte vet någonting om den kemiska helheten i hennes kropp? Varför är det böter på att inte plocka upp hundbajs och tillåtet på gränsen till uppmuntrat att tonåringen väljer behåstorlek med hjälp av operation?

Varför rekommenderas unga flickor att sluta röka samtidigt som de rekommenderas att äta p-piller? Varför anses hormonernas kemiska påverkan självklart vara av godo? Hur vågar de?

Skulle det inte vara rimligare att ge pojkarna kondomer? Skulle någon vettig människa – och elittränare räknas alltså inte dit – komma på idén att ge unga pojkar extra könshormoner under hela tonårstiden? Varför tycker mammor att det är tillrådligt att deras döttrar tillförs extra könshormoner under en ömtålig del av livet, när de blir upprörda vid blotta tanken på att deras söner skulle äta hormoner? Är inte den ena hormonbalansen lika viktig som den andra? Hur djupt sitter kvinnors tro på att det är tillåtet att manipulera med kvinnokroppar? Sitter den så djupt att de utan minsta eftertanke förmedlar den till sina döttrar?

En människas liv är långt i jämförelse med livslängden hos våra vanligaste försöksdjur. Hur långt är enklast att fatta om man föreställer sig fem hundraåriga gummor på rad. När man hälsar på den femte är man nere på Gustav Vasas tid. Det som pågår från andra världskrigets slut och framåt är ett gigantiskt humanexperiment. Vad det leder till vet ingen.

Utsätta friska, medelålders kvinnor för behandling med östrogen i det läget?

Svaret ger sig självt.

KAPITEL 25

I vilket jag är tillbaka i den medelålders kvinnokroppen. Den duger gott, precis som den är.

Kvinnor är från tidig ålder vana att bedömas utifrån sitt yttre. Det spelar ingen roll om flickan eller kvinnan är påfallande attraktiv eller ej. Det jag är ute efter är bedömningen. Mätningen. Rätten till den manliga blicken. Givetvis är det väl skojigt att vara söt, å andra sidan svider det möjligen mer den dag sötheten försvinner. Och det gör den.

Ingen dör för den skull, men rörelsen från objekt till subjekt är inte utan komplikationer. Det finns många kvinnor som blandar ihop stigande ålder och sjunkande hormonnivåer med borttappad identitet. De får allt svårare att tolerera en brist på respekt. De börjar låta som unga män, de förväntar sig att folk ska lyssna. Alla känner undfallande kvinnor som kommit upp i mogen ålder och förvandlats till värsta Kajsa Kavat.

Ett av skälen är att när östrogenproduktionen minskar i kvinnokroppen, får testosteronet en chans. Det har alltid funnits där, men östrogenet har dominerat stort. Med män är det samma sak, men tvärtom. När testosteronhalten med tiden minskar, får östrogenet en chans. Alla män har viss egen östrogenproduktion, men hos män dominerar testosteronet i yngre år. Alla känner män som blivit snällare, hyggligare, mjukare i tonen när de blivit äldre. Män som blivit mindre prestigefyllda och mer rimligt resonerande, passionerat intresserade av barnbarnen eller de sent födda barnen, de som kommer först i nästa kull.

Egentligen är det konstigt att inte fler kvinnor använder klimakteriet som förklaring till precis vad som helst. Förändring pågår. Varför inte skylla på den i stället för att låtsas att den inte finns?

Det innebär en speciell sorts kvinnofrihet att bli tvärarg utan att först tänka på husfriden. Att cykla utan att tänka på hur man ser ut i hjälm. Att över huvud taget inte ursäkta sig längre.

Om ingen stör med visslingar, värderande blickar och diverse tillrop kan man i lugn och ro betrakta omvärlden i stället för att i all evinnerlighet tänka på hur omvärlden månne ser en själv. Om perioden mellan 45 och 55 är en omställning jämförbar med puberteten, varför inte tala lika högt om den som om tonårstiden?

Det finns en avskyvärd hurtighet kring klimakteriet. Den som inte svettas, gråter och har torra slemhinnor, förmodas i stället resa sig ur spillrorna, full av hejsan och tiddelipom tack vare yoga, östrogen, ung älskare eller vad det nu är. Jag önskar mig normalitet. Det är inte någon alldeles ny varelse som kliver fram ur de tömda tampongpaketen, det är samma kvinna. Men som vid alla omvälvningar i livet finns det en möjlighet till förändring under åren runt femtio, ett erbjudande om andra mönster, andra vägar. Eftersom rimligen mer än halva livet har gått, innebär klimakteriet en möjlighet till eftertanke. Blev det som jag ville? Vill jag fortsätta så här? Vad vill jag behålla och vad vill jag ha kvar? Vad är viktigt? Vilka människor är viktiga? Vill jag förändra? Kan jag förändra och hur? Vart är jag på väg?

Det är påtagligt att sådana frågor, sådana processer och liknande behov av att dra efter andan pågår även i män. Jag har för den delen också träffat män som svettas. Men den här boken handlar om kvinnor. Jag lämnar männens frågor därhän, jag bara konstaterar att män och kvinnor har en tendens att bli mer och mer lika med åren. Så är det med människor. Det mesta jämnar ut sig i längden.

Min tro är att det är nödvändigt att byta attityd. Bara för att ett nytt kemiskt ämne finns, är det inte säkert att det ska användas. För övrigt är medelåldern inte en tid för gråt över rynkor runt ögonen och ovanför knäna.

Du duger. Lev!

BIRGITTA, 55

”Svettas? Jag? Jo, det händer. Då öppnar jag fönstret.”

ORDLISTA

För att begripa sig på vad medelålderns hormonomställning är, krävs att man kan de vanligaste orden. I stället för att förklara vad orden betyder varje gång de dyker upp i texten, förklarar jag dem här.

ANDROGENER är det medicinska samlingsnamnet för de manliga könshormonerna. Kvinnokroppen och manskroppen producerar både kvinnliga och manliga könshormoner, men hos kvinnor dominerar de kvinnliga och hos män de manliga. När östrogenhalten med tiden sjunker hos kvinnor, blir halten manliga könshormoner relativt sett större. När testosteronhalten med tiden sjunker hos män, blir östrogenhalten relativt sett mer framträdande.

ENDOKRINA KÖRTLAR är detsamma som hormonkörtlar. En endokrinolog är en läkare som är hormonspecialist.

ENDOMETRIOS är namnet på en sjukdom som innebär att den vävnadstyp som bygger upp en blodrik livmoderslemhinna, avsedd att ta emot det befruktade ägget, växer fram utanför livmodern.

Endometriecancer är detsamma som livmodercancer.

ENDOMETRIUM är det medicinska namnet på livmoderslemhinnan.

ETINYLÖSTRADIOL är ett av de vanligast förekommande så kallade högpotenta östrogenerna. Dessa används oftast i p-piller. Etinylöstradiolet är ett av de syntetiska östrogener som passerar även moderna reningsverk och som numera förekommer i så höga koncentrationer i vattendrag och sjöar att halten är mätbar.

FYTOÖSTROGENER är detsamma som växtöstrogener, det vill säga östrogen som förekommer naturligt i sammanlagt cirka trehundra olika arter i naturen. Fytoöstrogenerna är generellt sett betydligt svagare än det östrogen som finns i kvinnokroppen och oerhört mycket svagare än syntetiska östrogener. De mest potenta fytoöstrogenerna kallas isoflavoner. De finns i framför allt bönväxter, till exempel sojabönor.

Sedan forskare nyligen upptäckt att kvinnokroppens celler har två olika östrogenreceptorer, inte en enda, som man hittills trott, har respekten för fytoöstrogenerna ökat betydligt.

GESTAGEN är den syntetiska, industriellt framställda, motsvarigheten till det kroppsegna progesteronet. Gestagen används numera i kombination med östrogen, både i p-piller och i behandling av klimakteriesymptom.

Skälet är att under inverkan av p-piller sker ingen ägglossning hos fertila kvinnor. Hos kvinnor i klimakteriet upphör ägglossningen eftersom ägganlagen är slut. Under inverkan av östrogenet byggs dock livmoderslemhinnan upp som om ägglossning skulle ske. Detta sker både hos fertila och infertila kvinnor. Det är nödvändigt att framkalla en regelbunden blödning, annars fortsätter livmoderslemhinnan att byggas upp till sjuklig tjocklek.

Efter gestagen-fasen i behandlingen av fertila kvinnor med p-piller eller östrogenpiller för kvinnor i klimakteriet, uppstår en konstlad blödning från livmoderslemhinnan. Den motsvarar menstruationen i anslutning till ägglossningen.

Kvinnor som opererat bort livmodern kan behandlas med enbart östrogen eftersom de inte har någon livmoderslemhinna.

HORMON är ett ord som uppfanns under tidigt 1900-tal. Ordet kommer från ett grekiskt ord som betyder ”reta” eller ”sätta i rörelse”. Hormoner är substanser som stimulerar eller utsöndras från de inresekretoriska, endokrina, körtlarna, det vill säga hypofysen, sköldkörteln, bisköldkörteln, binjurarna, könskörtlarna och tallkottkörteln.

HRT betyder Hormone Replacement Therapy. Detta i sin tur betyder ordagrant behandling som syftar till att ersätta hormoner. HRT är det engelska och amerikanska uttrycket för vad som på svenska i alla år kallats östrogenbehandling. Även HRT stod ursprungligen för just behandling med östrogen och ingenting annat.

I dag kallas behandling med enbart östrogen för ERT på engelska, Estrogen Replacement Therapy. Allt fler läkare föredrar att använda begreppen HRT och ERT även i svenskan. Den så kallade östrogenbehandlingen har i praktiken kommit att innebära behandling med flera hormoner i kombination och det är praktiskt med ett gemensamt internationellt uttryck. Själv har jag valt att använda uttrycket östrogenbehandling eller hormonbehandling genomgående, eftersom det fortfarande är vanligast i svenska språket.

KLIMAKTERIET är perioden före, under och efter sista menstruationen. Under klimakteriet, som kan ge besvärande symptom och som kan pågå i mellan ett och femton år, beroende på vilken bok man läser, sker en omställning av kroppens hormonproduktion. Omställningen är en betydligt mer komplicerad process än man förr anade. Kvinnor kan mycket väl vara i klimakteriet och ändå föda barn.

KONJUGERADE ÖSTROGENER är medelpotenta östrogener som framställs ur urinen från dräktiga hästston. Preparat med konjugerade östrogener är vanligare i England och USA än de är i Sverige.

KROPPSEGNA ÖSTROGENER är sådant östrogen som kroppen själv framställer.

MENOPAUSEN är sista menstruationen. Menopausen inträffar vanligen någon gång mellan 48 och 52 års ålder. I Sverige, liksom i övriga länder i väst, anges genomsnittsåldern vara 51 år. Enbart i Sverige är det 65 000 kvinnor om året som passerar menopaus. Variationerna är stora. En del kvinnor har sin sista mens tidigare – vanligt bland rökare, till exempel – andra senare.

För det mesta är mensen lite krånglig en lång tid före menopaus, inte sig riktigt lik. Man kan blöda mycket en gång och märka att mensen hoppar över helt och hållet en annan gång. En kvinna som är van vid regelbundna menstruationer blir konfunderad. En kvinna som aldrig varit särskilt regelbunden av sig kan tycka att allt är normalt.

Vilken menstruation som var den sista vet de flesta kvinnor inte förrän långt efteråt. När menstruationen inte återkommit på ett år, kan det vara dags att titta bakåt och förstå: Jag har inte haft mens på länge och jag är inte med barn. Alltså. Menopaus har inträffat utan att jag märkte det. Detta måste vara klimakteriet.

NATURLIGA ÖSTROGENER kallar läkemedelsindustrin sådana östrogener som har samma kemiska sammansättning som kroppens eget östrogen. Östrogen som utvinns ur hästurin brukar också kallas naturligt, trots att det innehåller ämnen som visserligen är naturliga för hästar, men okända i människans hormonbalans. Uttrycket ”naturliga östrogener” återkommer ständigt i litteraturen om klimakteriet. Det är lätt att missförstå.

NATURMEDEL är läkande eller hälsobefrämjande preparat som säljs i hälsokostaffärer eller i livsmedelsbutiker. Sådana naturmedel som kallas naturläkemedel har genomgått viss prövning och säljs ibland även på apotek.

OSTEOPOROS är det medicinska namnet för benskörhet. Hos äldre människor, särskilt hos kvinnor, har skelettet en tendens att bli skörare än tidigare i livet. Forskare har länge trott att östrogenbehandling av yngre kvinnor kunnat motverka benskörhet hos dem som äldre. Det anses i dag möjligt, men inte säkert, att östrogenet kan ha en välgörande inverkan på skelettet hos kvinnor som är yngre än sextio år. Inverkan upphör när hormonbehandlingen upphör.

PMS betyder premenstruella spänningar – ont i brösten, humörsvängningar, ansamlingar av vätska i kroppen under någon vecka före menstruationen, med vilken sedan alla besvär plötsligt försvinner. Den som läser en lista över vilka besvär som räknas som premenstruella spänningar, slås av likheten med de besvär som anses höra till klimakteriet. Det är inte så konstigt. I båda fallen handlar det om hormonomställningar i kroppen. Förr ansågs PMS vara är ett förstadium till klimakteriet.

POSTMENOPAUS är perioden efter sista mens. Menstruationerna har upphört, symptomen har försvunnit och kvinnans hormonbalans övergår till en lugnare fas.

Klimakteriet pågår även efter sista ägglossningen. De flesta kvinnor märker av klimakteriet på något sätt. De har starka eller svaga eller inga känningar alls av ett antal symptom som anses vara typiska. Svettningar och värmevågor – som med ett gammalt fint svenskt ord sammanfattningsvis kallas badd – är de vanligaste. Med tiden upphör symptomen av sig själva.

PROGESTERON är det medicinska namnet för vad som på svenska heter gulkroppshormon, ett annat kvinnligt könshormon.

SYNTETISKA ÖSTROGENER är östrogener som framställs industriellt.

VASOMOTORISKA SYMPTOM är den medicinska beteckningen på klimakteriets svettningar och värmevallningar. Östrogen har länge ansetts ha dokumenterad effekt på vasomotoriska symptom.

En kvinna som har besvärande svettningar kan finna att östrogenbehandling gör att hon sover bättre, ängslas mindre och känner sig mindre deprimerad. Hon kan till och med börja tycka att det är rätt kul med sex.

Fast det omvända gäller inte. Om kvinnan *inte* haft stora vasomotoriska besvär är det inte ett dugg säkert att hon vare sig sover bättre eller älskar mer bara för att hon tillförs östrogen.

Det visar sig dessutom att oerhört många kvinnor upplever att de svettas mindre när de tror att de äter östrogen. Placeboeffekten i samband med behandling av klimakteriebesvär är gång på gång konstaterad.

XENOÖSTROGENER kallas ibland även för hormongifter. Forskare brukar föredra uttrycket endokrinstörande substanser. Skälet är att det finns ämnen som härmar även andra hormoner än östrogen.

Xeno är hämtat från grekiskan och betyder "främmande". En xenoöstrogen kan imitera det mänskliga östrogenets egenskaper. Genom sin förmåga att knyta an till cellens östrogenreceptorer kan xenoöstrogenerna ge samma signaler som kroppens egna hormoner och därmed påverka till exempel fosterutvecklingen, fertiliteten och den sexuella identiteten.

Klassiska miljögifter som DDT och dioxin, en rad bekämpningsmedel samt ett antal vanligt förekommande kemikalier som används sedan lång tid, särskilt inom den kloranvändande plastindustrin, har med tiden visat sig ha egenskaper som påverkar människor och djur på samma sätt som östrogen. Sådana ämnen kallas xenoöstrogener.

ÖSTRADIOL OCH ÖSTRON är exempel på medelpotenta östrogener. De förekommer både i pillerform och som plåster. Östrogener som tas upp i kroppen via huden passerar inte levern, vilket däremot östrogener i pillerform alltid gör.

ÖSTRIOL är ett lågpotent östrogen. Det förekommer i till exempel slidkrämer.

ÖSTROGEN är ett samlingsnamn för en hel grupp kvinnliga könshormoner. Under inverkan av östrogen bygger kroppen upp livmoderslemhinnan så att den en gång i månaden blir maximalt redo att ta emot det befruktade ägget. Om kvinnan är gravid fortsätter östrogenhalten att stiga, annars inte.

Behandlingsmässigt skiljer läkarna mellan lågpotenta och medelpotenta östrogener. Båda används för behandling i klimakteriet.

LITTERATUR

En del av de böcker som jag läst, dock bara dem som jag citerar ur med angivande av källa:

Andersen, Björn: *Den kvinnliga livscykeln.* Norstedts, 1989.
Angier, Natalie: *Woman - An Intimate Geography.* Anchor Books, 2000.
Behandling med östrogen. SBU-rapport nr 131, 1996.
Best, Angela: *Change for the Best. A Practical Guide to the Menopause.* Warner Books, 2001.
Jeffries, Lilias Blackett: *Inför en vändpunkt.* Natur och Kultur, 1955.
Colburn, Theo, m.fl.: *Our Stolen Future.* Plume, 1996.
Cullberg-Weston, Märta: *Den mogna kvinnans identitetsutveckling och klimakteriet.* Folkhälsoinstitutet, 1996.
Dagens Nyheter/Expressen textarkiv, artiklar om hormoner och hormonbehandling 1935–2003.
Edvall, Lilian: *Klimakterieboken.* Bonniers, 1991 och 1998.
Estrine, Judith och Steven: *Midlife – a Manual.* Element books, 1999.
Evans, Barbara: *Life Change. Guide to the Menopause, Its Effects and Treatment.* Pan Books, 1988.
Feminiseringen av Moder Natur, texter från konferensen, 2002, på Kungliga Skogs- och Lantbrukshögskolan, utgivna våren 2003.
Fertilitet i fara. Arvet från den syntetiska tidsåldern. Greenpeace, 1999.
Furuhjelm, Mirjam: *Klimakterieproblem.* Rabén & Sjögren, 1975.
Furuhjelm, Mirjam: *Äntligen fri!* Trevi, 1987 och 1991.
Glenville, Marilyn: *New Natural Alternatives to HRT.* Kyle Kathie Ltd, 2002.
Greer, Germaine: *The Change. Women, Aging and the Menopause.* Penguin, 1991.
Hawkes, Kristen: *Grandmothering, Menopause and the Evolution of Human Life Stories.* Proceedings of the National Academy of Sciences, 1998.
Hilliard, Marion: *Kvinnan, lyckan och livet.* Gebers,1958.
Johannisson, Karin: *Den mörka kontinenten.* Norstedts, 1994.
Kearns, Linda: *Eat to Beat Menopause.* Harper Collins, 2002.
Kvinnovetenskaplig tidskrift, 2–3/2002.

Landgren, Britt Marie, m.fl.: *Kvinna. Din hälsa, din kropp, ditt välbefinnande.* Bonniers, 2002.
Läkemedel i miljön. Apoteket AB, 2002.
Lööf-Johanson, Margaretha: *Kvinnornas läkarbok.* Wahlström & Widstrand, 1999.
Naturläkemedel och Naturmedel. Hälsokostrådet, 1998–2001.
Nilsson, Ingemar och Peterson, Hans-Inge: *Medicinens idéhistoria.* SNS Förlag, 1998.
Sandberg, Finn och Bohlin, Lars: *Fytoterapi – växtbaserade läkemedel.* Hälsokostrådet, 1993.
Sheehy, Gail: *The Silent Passage.* Harper Collins, 1994.
Sheehy, Gail: *New Passages.* Harper Collins, 1997.
Socialstyrelsens Hälso- och Sjukvårdsrapport, 2001.
Stoppard, Miriam: *Kvinnans läkarbok.* ICA Bokförlag, 1989.
Stoppard, Miriam: *Menopause.* Dorling Kindersley, 2001.
Stringer, Ruth och Johnston, Paul: *Chlorine and the Environment.* Kluwer Academic Press, 2001.
The Menopause Society, en amerikansk organisation som startade 1976 och som numera publicerar forskningsresultat etc. på internet.
Tottie, Malcolm (red): *Kvinnans egen läkarbok.* Natur och Kultur, 1956.
Unseen Poisons. Levels of Organochlorine Chemicals. Greenpeace, 1998.
Westman, Axel: *Övergångsår.* Rabén & Sjögren, 1945.
Vickers-Willis, Robyn: *Navigating Midlife.* Allen & Unin, 2002.
Widerström, Karolina: *Kvinnohygien.* P.A. Norstedt & Söner, 1932 (sjunde uppl.).
Wilson, Robert A: *Som kvinna alltid ung.* Bonniers, 1966.